高等职业教育校企合作新形态系列教材·学前教育专业

学前儿童卫生与保育

（活页式教材）

主　审　蔡　军
主　编　窦敏娜
参　编　王　敏　张秋悦　王勇慧
　　　　王引侠

北京理工大学出版社
BEIJING INSTITUTE OF TECHNOLOGY PRESS

版权专有　侵权必究

图书在版编目（CIP）数据

学前儿童卫生与保育 / 窦敏娜主编. -- 北京：北京理工大学出版社，2023.3

ISBN 978-7-5763-2459-4

Ⅰ．①学⋯　Ⅱ．①窦⋯　Ⅲ．①学前儿童-卫生保健-高等学校-教材　Ⅳ．①R179

中国国家版本馆 CIP 数据核字（2023）第 105922 号

出版发行 /	北京理工大学出版社有限责任公司
社　　址 /	北京市海淀区中关村南大街 5 号
邮　　编 /	100081
电　　话 /	（010）68914775（总编室）
	（010）82562903（教材售后服务热线）
	（010）68944723（其他图书服务热线）
网　　址 /	http：//www.bitpress.com.cn
经　　销 /	全国各地新华书店
印　　刷 /	河北盛世彩捷印刷有限公司
开　　本 /	787 毫米×1092 毫米　1/16
印　　张 /	14.25
字　　数 /	335 千字
版　　次 /	2023 年 3 月第 1 版　2023 年 3 月第 1 次印刷
定　　价 /	49.00 元

责任编辑 / 王晓莉
文案编辑 / 王晓莉
责任校对 / 刘亚男
责任印制 / 施胜娟

图书出现印装质量问题，请拨打售后服务热线，本社负责调换

前　　言

"学前儿童卫生与保育"是高职学前教育专业的核心课程，为了让学生系统地掌握学前儿童卫生与保育知识，使他们能够在工作实践中更好地保育幼儿个体，开展幼儿园集体卫生与保育工作，从而提升自身的专业素养和实践能力，满足幼儿园对幼儿教师职前培养的素质要求和学生就业需要，编者以《高职院校学前教育专业教学标准》为依据，以《幼儿园工作规程》《幼儿教师专业标准（试行）》为基础，以《国家职业技能标准（保育师）》《托儿所幼儿园卫生保健工作规范》为标准，以幼儿园实际工作要求为目标编写了本教材，旨在将学前儿童卫生与保育课程和岗位实际相结合，增强幼儿教师的专业知识和实际操作能力，提高幼儿教师的卫生与保育水平。

本教材在编写时本着科学性、系统性、逻辑性、实用性、思想性、时代性原则，参考了大量生理学、解剖学、营养学、护理学、传染病学、儿科学、教育学、心理学等相关资料，力求做到知识系统科学。同时本教材结合当前高职学前教育专业学生的实际，做到了内容通俗易懂，便于学生理解和应用，具有操作性和实用性。

本教材遵循学生的认知规律，注重体现思政育人理念，从高职学前教育专业的特点和需求出发，将理论和实践相结合，以项目为单位，以任务为驱动，突出学以致用，学而能用。本教材具有以下几个特色：

1. 课程内容整合，符合认知规律

打破传统教材编排顺序，将幼儿的身体卫生与保育（理论）和幼儿常见意外、疾病预防护理（实际问题）内容整合，避免出现理论和实践脱节的现象。教材内容编排顺序调整为：幼儿生理特点（因）—引发意外疾病（果）—采取措施进行预防和保育（目标），因果关系明确、逻辑性强，符合学生认知规律，使学生能更好地理解和学习。

本教材的具体呈现为：课程框架重新建立，模块一学前儿童身体卫生与保育，主要是通过幼儿八大系统和感觉器官的结构特点学习，了解幼儿常见疾病和意外发生的生理原因，引导学生运用已有生活经验，从幼儿衣、食、住、用、行等五方面进行头脑风暴，总结提出操作性和实用性强的卫生保育措施；模块二托幼机构集体卫生与保育，借助教材中各项目任务中的二维码为学生提供了大量实训和保育活动视频，对接人才培养方案中的保育实习环节。通过完成幼儿园各项集体卫生保育活动实训和实习任务，教师给予现场指导和讲评，高质量实现幼儿园集体保育知识和技能学习目标。

此次内容调整是在编者十几年的学前儿童卫生与保育课程教学实践中探索出来的，通过多年实践和完善，得到团队教师和学生的一致认可。

2. 思政脉络清晰，育人目标明确

围绕"一个面，三条线"构建教材内容，达到知识、技能和素质目标有机统一。一个面即始终把握"科学育幼，敬业爱国"的基本面，三条线即"生命线，科学线，职业线"。

（1）生命线：敬畏生命，热爱生命，呵护生命

学习人体结构功能内容，案例引发生命思考，认识生命伟大和神奇，激发对生命的敬畏，使学生发自内心地去呵护幼儿生命。

（2）科学线：学科学、用科学、爱科学

学习幼儿生理特点和保育措施内容，探讨伪科学育儿案例，掌握科学育儿方法，自发自觉地"崇尚科学、反对迷信"。

（3）职业线：爱幼、爱岗、爱国

学习幼儿园集体生活保育内容，以幼儿园工作中突发保育问题、事件为切入点，引发职业素养讨论，形成科学、严谨、规范的工作态度，增强忧患意识、责任感，激发爱国热情。

通过思政育人，真正做到：学生命科学，用生命线激发呵护生命的热情；懂保育知识，用科学线引领科学育幼的精神；做保育工作，用职业线树立敬业爱国的情怀。

3. 多元化任务单，实现多重学习目标

学前儿童卫生与保育课程为学前教育专业理论性和实践指导性都非常强的课程，保育对象是有生命的幼儿，任务单设计不可能像理工科的岗位工作单。编者通过多年实践教学，梳理课程目标和任务，提出了适应学前教育专业知识学习和育人目标实现的学习任务单，旨在更好地实现课程的知识、技能、素质目标。

本教材模块一为学前儿童身体卫生保育，幼儿生理结构特点部分知识理论性极强，为了做到通俗易懂又让学生学而能用，任务单将幼儿重要生理特点设计成3~5个学生感兴趣的、结合生活实际的、社会普遍关注的热点问题，激发了学生的探知热情。学生通过问题答案探寻实现理论与实践结合，既学习了幼儿生理特点，又增长了生活常识，同时揭开了热点问题答案。教材针对幼儿保育措施知识设计了幼儿常见意外、疾病任务单，旨在通过学生发掘案例、梳理案例发生的主客观原因，结合自身生活经验提出实用性的衣、食、住、用、行保育措施，归纳得出幼儿保育要点。学习过程符合学生认知规律，极大调动了其学习的积极性。

模块二托幼机构集体卫生与保育，幼儿园集体卫生与保育活动实践性极强，设计实训实习任务单，借助二维码预习在线课程资源中的实操视频和幼儿园活动视频，结合专业人才培养方案中的保育实训、实习教学任务安排，学生进入幼儿园真实岗位参与集体保育活动、实训、实习教师现场指导和示范，学生完成学习任务并实现课程教学目标。

4. 生活化案例，易懂易学易用

幼儿生理特点及保育课前任务单，要求学生搜寻自身或周围孩子发生的疾病、意外案例，引导学生分析主客观原因，从衣、食、住、用、行提出生活化保育方法，将保育知识与真实生活体验相结合，真正做到理论联系实际，提高了学生对幼儿常见疾病意外分析、处理和预防的能力；案例由学生结合生活实际提出，增加了案例的真实性，激发了学生的好奇心，扩容了课程案例库，且案例会随学生、时间的改变而改变，真正做到了与时俱进，时变时新；案例任务单培养了学生的逻辑思维能力，又能让学生举一反三反复使用，让学生对将来幼儿园工作岗位中的突发事件处理变得得心应手。

5. 构建立体化教材，满足数字化学习

　　党的二十大报告提出了加快建设"网络强国""数字中国""推进教育数字化"的重要任务。对于教学来说，传统课堂模式已被打破，以数字信息技术为支撑的新课堂正在逐步建立，教材作为学生课堂学习的知识载体，也在发生着悄然变化。本教材依托窦敏娜老师主持的"学前儿童卫生与保育"职业教育国家在线精品课程，在每个项目任务都设置了二维码，学生通过扫码随时获取在线课程视频和资源；同时，在每个任务中穿插拓展资源，满足多样化学习兴趣；考虑到高职学生学习能力和课程学习目标，在每个项目后设计"课后提高思维导图"，引导学生总结归纳所学知识，这些都以二维码形式呈现，使学生的学习更加自由、便捷、灵活、高效，让教师组织课堂活动更加立体、新颖、多元。

　　本教材由咸阳职业技术学院窦敏娜老师担任主编，负责全书内容的统编工作，咸阳职业技术学院王敏、张秋悦，咸阳市小天鹅教育中心王勇慧，咸阳市第一人民医院王引侠参编。具体编写分工是：模块一中，知识准备、项目一至项目九由窦敏娜编写；模块二中，项目一由窦敏娜编写，项目二由张秋悦编写，项目三由王勇慧编写，项目四由窦敏娜编写，项目五由张秋悦编写，项目六由王敏编写，项目七任务一由王敏编写，项目七任务二由王引侠编写，全书所有任务单由窦敏娜编写。

　　本教材在编写过程中，参考和引用了许多国内学者的研究成果和幼儿园的保育案例。在此，对各位学者和幼儿园教师表示深深的感谢。

　　本教材是编者多年教学工作的总结和积累，也是在参阅大量学前儿童卫生与保育研究成果基础上的深入思考，由于编写时间较短，加之水平有限，教材中难免会有不足和疏漏之处，真诚希望各位同行、专家批评指正，以便我们能够及时修订完善。

编　者

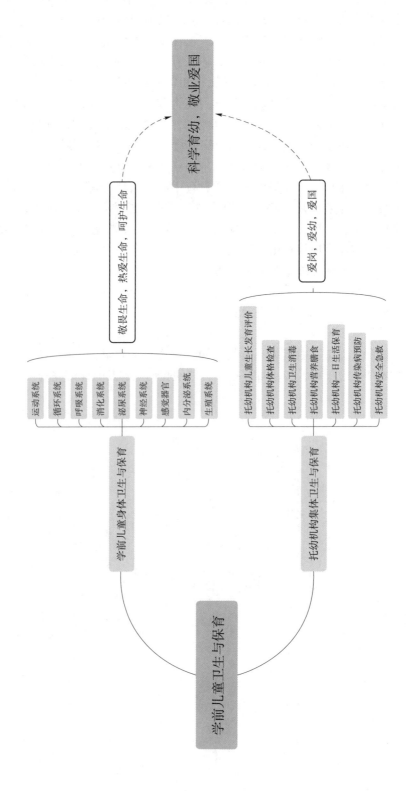

目　录

模块一　学前儿童身体卫生与保育

知识准备　了解人体 ……………………………………………………………………… 3

项目一　运动系统 ………………………………………………………………………… 9

　任务一　学前儿童运动系统特点 ……………………………………………………… 10

　任务二　学前儿童运动系统常见意外疾病和生活保育 ……………………………… 16

项目二　循环系统 ………………………………………………………………………… 21

　任务一　学前儿童循环系统的特点 …………………………………………………… 22

　任务二　学前儿童循环系统常见意外疾病和生活保育 ……………………………… 28

项目三　呼吸系统 ………………………………………………………………………… 35

　任务一　学前儿童呼吸系统特点 ……………………………………………………… 36

　任务二　学前儿童呼吸系统常见意外疾病和生活保育 ……………………………… 40

项目四　消化系统 ………………………………………………………………………… 47

　任务一　学前儿童消化系统特点 ……………………………………………………… 48

　任务二　学前儿童消化系统常见意外疾病和生活保育 ……………………………… 53

项目五　泌尿系统 ………………………………………………………………………… 59

　任务一　学前儿童泌尿系统特点 ……………………………………………………… 60

　任务二　学前儿童泌尿系统常见疾病和生活保育 …………………………………… 63

项目六　神经系统 ... 67

任务一　学前儿童神经系统的特点 ... 68
任务二　学前儿童神经系统常见意外疾病和生活保育 ... 77

项目七　感觉器官 ... 81

任务一　学前儿童感觉器官的特点 ... 82
任务二　学前儿童感觉器官常见意外疾病和生活保育 ... 89

项目八　内分泌系统 ... 95

任务　学前儿童内分泌系统特点、常见疾病及生活保育 ... 96

项目九　生殖系统 ... 101

任务　学前儿童生殖系统特点和生活保育 ... 102

模块二　托幼机构集体卫生与保育

项目一　托幼机构儿童生长发育评价 ... 107

任务一　了解生长发育 ... 108
任务二　生长发育规律及影响因素 ... 112
任务三　生长发育测量评价 ... 117

项目二　托幼机构体格检查 ... 125

任务　托幼机构体格检查 ... 126

项目三　托幼机构卫生消毒 ... 129

任务　托幼机构卫生消毒 ... 130

项目四　托幼机构营养膳食 ... 135

任务一　了解营养学 ... 136
任务二　学前儿童膳食 ... 151
任务三　食品卫生安全 ... 157

项目五　托幼机构一日生活保育 ... 163

任务一　了解托幼机构一日生活制度 ... 164

任务二　进餐 ……………………………………………………… 168
　　任务三　盥洗 ……………………………………………………… 172
　　任务四　如厕 ……………………………………………………… 176
　　任务五　睡眠 ……………………………………………………… 179
　　任务六　教育活动 ………………………………………………… 182
　　任务七　户外活动 ………………………………………………… 186

项目六　托幼机构传染病预防 ……………………………………… 189
　　任务一　认识疾病症状 …………………………………………… 190
　　任务二　了解传染病 ……………………………………………… 194
　　任务三　常见心理疾病 …………………………………………… 199
　　任务四　常用护理技术 …………………………………………… 203

项目七　托幼机构安全急救 ………………………………………… 207
　　任务一　安全教育 ………………………………………………… 208
　　任务二　重要急救术 ……………………………………………… 212

参考文献 ……………………………………………………………… 215

模块一

学前儿童身体卫生与保育

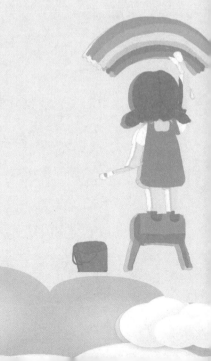

>> 知识准备

了解人体

人体概述

一、人体的基本形态

人体由头、颈、躯干、四肢四个部分构成（图1-0-1）。

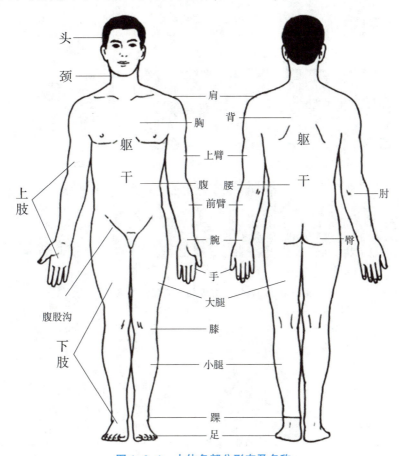

图1-0-1 人体各部分形态及名称

头包括脑颅和面颅，脑颅里有颅腔，腔内有脑。面颅上有眼、耳、口、鼻等器官；颈上连头部，下接躯干，较短且运动灵活；躯干的前面上为胸部，下为腹部；后面分为背、腰、臀三部分。躯干内部的体腔通过膈肌分为胸腔和腹盆腔两部分。胸腔内有心、肺等器官。腹腔内容纳胃、肠、肝、脾、胰、胆、肾等脏器，盆腔内有膀胱和直肠，女性还有卵巢、子宫等器官。四肢包括上肢和下肢各一对。上肢由肩关节、上臂、肘关节、前臂、腕关节、手等部分组成。下肢由髋关节、大腿、膝关节、小腿、踝关节和足等部分组成。

二、人体的基本结构

（一）细胞

人体中无论是坚硬的骨，还是柔软的脑，以及内脏等，都是由细胞构成的。细胞是人体结构、机能和生长发育的基本单位。

人体内的细胞可分为肌细胞、骨细胞、神经细胞、血细胞、上皮细胞、腺细胞和生殖细胞等（图1-0-2）。细胞大小不一，形态万千，功能多样，但细胞都由细胞膜、细胞质、细胞核这三部分组成（图1-0-3）。

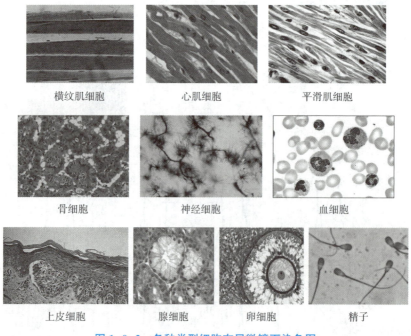

图1-0-2　各种类型细胞在显微镜下染色图

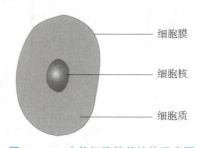

图1-0-3　人体细胞简单结构示意图

（二）组织

人体组织是由一些功能相似的细胞以及细胞间质构成的。人体有四种基本组织，它们是构成人体各器官和系统的基础。

1. 上皮组织

上皮组织由许多排列密集的上皮细胞和少量的细胞间质构成。上皮组织分为单层上皮和复层上皮，覆盖于人体表面或体内腔、肠、管的表面，具有保护、吸收、分泌、排泄和感觉等功能。

2. 肌肉组织

肌肉组织由肌细胞和少量的细胞间质构成。肌细胞的主要功能是收缩和舒张，肌肉的收缩舒张可完成各种运动。肌肉组织可以分为骨骼肌（附着于全身骨骼上，带动骨骼做各种运动）、平滑肌（位于全身脏器，除心脏外）和心肌（具有自律性，心脏特有）三种。肌肉组织的作用是人体躯体运动、消化管蠕动、心脏血管收缩，以及呼吸、泌尿、生殖器官的活动等的动力来源。

3. 神经组织

神经组织由神经细胞（神经元）和神经胶质组成。神经元有感受刺激、传导兴奋、产生反应的机能。神经组织在体内分布广泛，遍布于身体各部位的组织和器官，把机体的各部分联系成为一个整体，主宰着机体的生命活动。

4. 结缔组织

结缔组织由数量较少的细胞和大量的细胞间质组成。具有连结、保护、支持、营养、防御、修复、运输等功能，如脂肪、骨、软骨、肌腱、血液等都属于结缔组织。

（三）器官

由不同的组织按照一定的次序联合起来，形成具有一定功能的结构，叫作器官。例如，人的脑、心脏、肺、肠等，这些器官一般由上述四种基本组织构成，并且以某种组织为主。器官的这种结构特点，是与它的生理功能相适应的。

（四）系统

系统是由共同完成一种或几种生理功能的多个器官构成。一系列在结构和功能上具有密切联系的器官结合在一起，共同行使某种特定的生理活动，便构成了人体的系统。如：口腔、牙齿、咽、食道、胃、肠、肝、胰等器官，共同完成消化和吸收的功能，所以这些器官总称为消化系统。本模块将重点介绍学前儿童的八大系统，即运动系统、循环系统、呼吸系统、消化系统、泌尿系统、内分泌系统、神经系统及生殖系统，各个系统都有它们相应的生理功能。除了八个系统外，还会对感觉器官做介绍，它包括皮肤、耳、鼻和舌等器官。

综上所述，细胞是人体的结构和功能的基本单位。由细胞构成组织，由组织构成器官，再由器官构成系统，进一步由各个系统构成人体。

三、人体的基本生理功能

（一）新陈代谢

新陈代谢是指机体与外界环境之间不断地进行物质交换和能量交换，最终实现自我更新的过程。它包括同化作用（合成代谢）和异化作用（分解代谢）两个方面。同化作用是指机体不断从外界环境中摄取营养物质（如糖、脂肪、蛋白质、维生素、无机盐等），同时摄取氧气，来合成自身成分并贮存能量的过程。异化作用是指机体不断分解自身物质（或储存于体内的物质），同时释放能量以供生命活动和合成物质之需，并把废物排出体外的过程。

在物质代谢的同时，始终伴随着能量代谢。一般物质分解时释放能量，物质合成时吸收能量。后者所需要的能量正是由前者提供的。因此，新陈代谢既包括物质代谢又包括能量代谢，二者密不可分。

一般来说，成人的新陈代谢是相对平衡的。学前儿童、青少年正在长身体过程中，需要更多的物质来建造自身的机体，因此这个时期他们的新陈代谢旺盛，同化作用占主导地位。到了老年，人体机能日趋退化，新陈代谢就逐渐缓慢，异化作用逐渐取代了同化作用，人也逐渐走向其生命的终点。

人体内新陈代谢的过程包含许多的生化反应，这些反应能在体内顺利进行是由于一种叫酶的生物催化剂在起作用。酶是活细胞产生的具有催化能力的蛋白质。这种催化能力称为酶的活性。人体内如果缺乏某种酶或者在酶分泌不足时，就会发生代谢紊乱，从而引起疾病。

酶的主要特点是：①高度的专一性。一种酶只能催化一种或某一类化学反应。②催化作用与温度和酸碱度有关。大多数酶在正常体温时，催化作用发挥得最好；人体内大多数酶在近乎中性的环境中（pH 为 7）催化作用发挥得最好。③高效性。酶的催化效率很高，远远超过一般的非生物催化剂。

（二）兴奋性

生物体或组织对刺激发生反应的能力或特性称为兴奋性，能为生物体或组织感受到的环境变化，称为刺激。

生物体或组织接受刺激后所发生的一切变化，称为反应。不同的组织对刺激发生反应的形式不同，归纳起来具有两种基本的反应形式，即兴奋和抑制。兴奋是指生物体或组织接受刺激后，由相对静止变为活动状态，或活动由弱变强。抑制是指生物体或组织接受刺激后，由活动变为相对静止状态，或活动由强变弱。组织接受刺激后，是产生兴奋还是抑制反应，取决于刺激的质和量以及生物体当时所处的功能状态。

（三）生殖

生殖是指生物体在生长发育到一定阶段后具有产生与自己相似的子代个体的功能。任何生物体的寿命都是有限的，都要通过繁殖子代来延续种系。所以生殖也是生命的基本特征之一。高等动物以及人体的生殖过程比较复杂。父系与母系的遗传信息分别由各自的生殖细胞中的脱氧核糖核酸（DNA）带到子代细胞，它控制子代细胞的各种生物分子的合成，使子代细胞与亲代细胞具有同样的结构和功能。

四、人体生理功能的调节

人体由多个系统、器官按一定的形式组织起来，并且机体内部各组成部分之间相互协调、密切配合，形成一个有序的整体；作为一个整体，人体又与外界环境相接触，并能对环境变化做出适应性反应。这是由于人体内存在着重要的调节装置，并能对各种生理功能进行有效的调节。

人体生理功能的调节方式主要有神经调节和体液调节两种。

（一）神经调节

神经调节是人体内最主要的调节方式，是通过神经系统的活动来实现的。神经调节的基本方式是反射。所谓反射是指在中枢神经系统的参与下，机体对内外环境刺激做出的规律性反应。如我们的手在碰到火焰时会立即缩回，强光照射时瞳孔缩小等。

神经调节具有反应速度快、作用时间短、作用部位精确等特点。正常机体，只要感受器感受到内外环境的变化，就会通过一定的反射途径引起有关器官的规律性反应，来恢复和维持机体的相对稳定状态。

（二）体液调节

体液调节是通过体液中某些化学物质，对机体各部分发挥的调节作用。它与神经调节相互配合，使生理功能的调节更趋于完善。体液调节有两种方式：全身性调节和局部性调节。全身性调节是通过由内分泌腺分泌的激素经血液运输至全身，来调节组织器官的活动。人体内的体液调节主要是这一种。激素通过血液循环运输到达全身各组织器官或某一组织器官，对这些组织器官发挥调节作用。局部性调节是指某些组织细胞产生的一些化学物质，可在局部组织内扩散，改变邻近组织细胞的活动。体液调节的特点是比较缓慢、持久而弥散，作用范围广泛。

人体的这两种调节方式是互相联系的。一方面，内分泌腺受中枢神经系统的控制；另一方面，激素也可影响神经系统的功能。因此，机体是在神经调节和体液调节下适应内外环境变化的。

项目一

运动系统

▶ 学习目标

1. **知识目标**
能叙述运动系统的结构和功能；能描述学前儿童运动系统的生理特点及保育方法。
2. **能力目标**
能分析学前儿童佝偻病、脱臼、青枝骨折等常见疾病意外发生的原因，能提出正确的生活保育措施并进行预防和护理。
3. **素质目标**
通过"给婴儿裹腿"案例讨论，能分析"科学"和"风俗习惯"对幼儿的影响，认识到生命科学学习的必要性和重要性，逐渐形成科学的育儿态度和正确的育儿观念，在将来的实际工作中以科学的育儿观指导幼儿园开展保育工作。

任务一　学前儿童运动系统特点

请扫码观看视频，完成表 1-1-1 运动系统学习任务单（一）。

学前儿童运动系统的特点

表 1-1-1　运动系统学习任务单（一）

想一想	同学们，你了解学前儿童的运动系统吗？你知道下面这些问题的答案吗？
	1. 学前儿童的骨头为什么既能长长又能长粗？
	2. 学前儿童骨骼经常会出现青枝骨折，为什么叫青枝骨折？
	3. 为什么学前儿童容易发生关节脱臼，而成人不易？
	4. 为什么学前儿童的动作经常看上去不协调、不灵活？
问一问	同学们，请你将自己感兴趣的关于运动系统的问题记录下来，以便在课堂讨论。

备注：请同学们课前预习本任务点的内容，并完成以上表格内任务。

运动系统是由骨、骨连结和骨骼肌三部分组成的,有维持体形、支撑体重和保护内部器官等功能。

一、学前儿童骨的特点

（一）骨的结构特点

骨和骨连结构成人体的骨架,称为骨骼（图1-1-1）。人体的骨骼由206块骨借骨连结组成,成人全身的骨骼约占体重的20%。按其所在部位可分为颅骨、躯干骨、四肢骨。

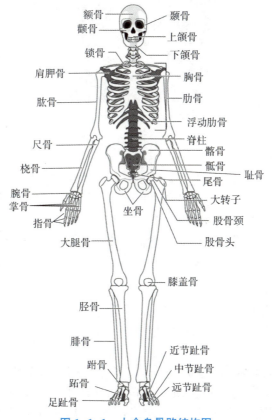

图1-1-1　人全身骨骼结构图

骨的大小不同,形态各异,大致可分为四类：长骨、短骨、扁骨和不规则骨。

每块骨都是由骨膜、骨质和骨髓构成。骨膜是紧贴在骨的表面的一层结缔组织膜。有丰富的血管和神经,对骨的营养、再生和感觉有重要作用。骨膜最内层的细胞,在幼年时期非常活跃,能进行分裂繁殖,并分化为成骨细胞,直接参与骨的形成,使骨长粗,成年后虽处于静止状态,但终生保持分化能力。骨质是构成骨的主要成分,分骨密质和骨松质。骨髓填充在长骨的骨髓腔和骨松质的网眼内（图1-1-2）。骨髓是主要的造血器官。婴幼儿时期的骨髓全部是红骨髓,造血机能强。人在成年以前,长骨的两端有一层软骨叫骺软骨,这层骺软骨能不断生长,不断骨化,使骨逐渐变长,骨往长长,人就长个子,直到20~25岁的时候,这层软骨完全骨化,人就不再长个儿了。故骨的生长方式有两种：骨膜内成骨（长粗）和骺软骨成骨（长高）。

学前儿童的骨膜较厚,血管丰富,对骨的生长及再生起重要作用。当学前儿童骨受损时,因血液供应丰富，新陈代谢旺盛，所以愈合得也较成人快。5 岁前，全部为红骨髓，造血机能强。5~7 岁，骨髓腔的红骨髓逐渐被脂肪细胞代替而变成黄骨髓，因而逐渐失去造血能力。

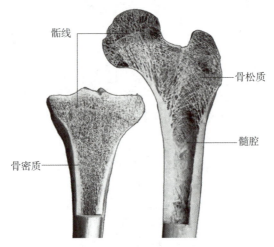

图 1-1-2　骨的构造

（二）骨的成分特点

骨是由有机物和无机物（无机盐）构成的。成人骨中有机物占 1/3，无机物占 2/3。有机物使骨具有韧性和弹性，无机物使骨具有坚固性。

学前儿童骨中有机物和无机物各占 1/2，与成人相比，骨中含有机物较多，所以骨较柔软，弹性大而硬度小，不易骨折，但容易弯曲变形。即使发生骨折，由于骨膜较厚，会牵拉着已经折断的软薄的骨质运动，便出现了"折而不断"的假象，故称青枝骨折。

（三）骨的发育特点

学前儿童的骨骼软骨多，较柔软，骨化尚未完成，有的骨还没有完全结合；且学前儿童的骨骼短而细，在生长（在不断加长和加粗）。

1. 骨化尚未完成

如新生儿的颅骨骨化尚未完成（图 1-1-3），有些骨的边缘彼此尚未连结起来，有的地方仅以结缔组织膜相连，这些以膜相连的地方称囟门，前囟门一般在 1~1.5 岁时闭合，后囟门最晚在 4 个月闭合。婴儿腕骨共 8 块，出生时全部为软骨，以后逐渐骨化，到 10~13 岁时才能全部骨化完成。学前儿童足弓的骨化尚未完成，足底的肌肉、肌腱和韧带发育不完善，还不结实，若长时间站立、行走或体重过大易造成足弓塌陷，形成扁平足（图 1-1-4）。

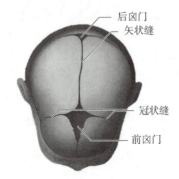

图 1-1-3　新生儿颅骨（俯视图）

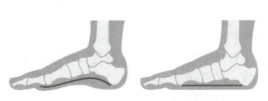

图 1-1-4　正常足与扁平足

2. 骨还没有完全结合

由于有的骨还没有完全结合成一块骨，所以学前儿童的骨一般比成人多 11~12 块，为 217~218 块。如学前儿童的髋骨与成人不同，它不是一块严丝合缝的骨头，而是由髂骨、坐骨、耻骨借助软骨连结而成，骨盆尚未定型。直到 19~25 岁，才能完全愈合，形成一块完整的髋骨。

3. 脊柱生理弯曲正在逐渐形成，还未完全定型

成人脊柱有四个生理弯曲：颈曲、胸曲、腰曲、骶曲（图 1-1-5）。而新生儿的脊柱由软骨组成，几乎是直的。人们常说的"三翻六坐九爬一岁走"指的就是婴儿生理弯曲随其动作发育而逐渐形成的过程。但学前儿童的四个生理弯曲虽然存在但还没有固定下来，一般颈曲、胸曲在 7 岁时才固定下来，腰曲在性成熟期才完全被韧带固定。脊柱的骨化在 20~21 岁才完成。在脊柱完成定型以前，不良的体姿可以导致脊柱变形，发生不该有的弯曲，脊柱的功能也将受到影响，如背单肩书包、睡软床等。

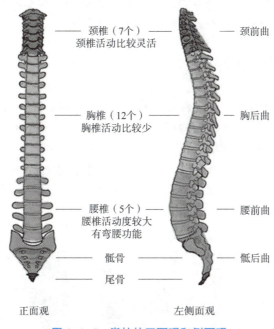

图 1-1-5 脊柱的正面观和侧面观

二、学前儿童骨连结特点

骨与骨之间的连结称骨连结。人体骨连结的构造和功能各有不同，有直接连结和间接连结两种方式。直接连结是指两骨以结缔组织膜、软骨或骨相直接连结，中间无腔隙，活动范围很小或不能活动，如颅骨、脊椎骨。间接连结是指两骨借以膜性囊互相连结，其间具有腔隙，活动性较大，这种连结称关节，是骨连结的主要形式。

关节都由关节面、关节囊和关节腔构成（图 1-1-6）。关节面是相邻两骨的接触面，凸面称关节头，凹面称关节窝。其表面覆有一层薄而光滑的关节软骨，有减少两骨摩擦和撞击的作用，使两关节面的接触更加适合。关节囊是附着在关节面四周及附近骨面上的结缔组织囊，囊壁外层有坚韧的韧带把两块骨牢固地连结起来，囊壁内层的结缔组织能分泌关节液，润滑关节，减少摩擦。关节腔是由关节囊围成的密闭空腔，含少量滑液。有润滑和

营养关节软骨的作用。

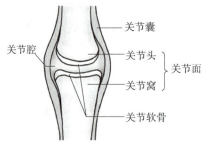

图 1-1-6 关节模式图

学前儿童关节窝较浅,关节囊比较松弛,韧带也不够结实,肌肉纤维比较细长,所以关节的伸展性和活动范围比成人大,尤其是肩关节、脊柱和髋关节的灵活性和柔韧性显著地超过成人。但幼儿关节的牢固性较差,当受到强大的外力作用时,如用力过猛、悬吊或跌倒,就可能使关节头与关节窝失去正常的位置,称为脱臼。

三、学前儿童骨骼肌特点

人体共有 600 多块骨骼肌,成人骨骼肌的总重量约占体重的 40%。肌肉中 75% 是水分,25% 是固体成分。骨骼肌是运动的动力部分,在神经系统的支配下,能随人的意愿收缩或舒张而产生各种动作,所以又称随意肌。

每块骨骼肌可分为肌腱和肌腹两部分,一般骨骼肌的两端是白色的肌腱,由致密结缔组织构成,坚韧没有收缩性,分别固定在相邻的两块骨上。肌腹主要由肌纤维构成,颜色红,柔软而富有弹性,有收缩能力(图 1-1-7)。

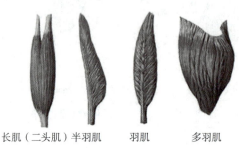

长肌(二头肌)　半羽肌　　羽肌　　　多羽肌

图 1-1-7 骨骼肌

(一) 学前儿童肌肉易疲劳、易恢复

学前儿童肌肉中含水分较多,有机物及无机盐较少。肌纤维较细,肌腱宽而短,肌肉嫩而柔软,收缩力差,因此容易疲劳和损伤。但由于学前儿童新陈代谢旺盛,疲劳后肌肉恢复得也较快。

(二) 大、小肌肉群发育不同速

大肌肉群(如上肢、下肢肌肉)发育较早,小肌肉群(如手指、腕部肌肉)发育较晚。从肌肉发育的顺序来看,颈部和躯干的肌肉先发育,然后才是四肢的肌肉,遵循从中间向两边发育原则。四肢的大肌肉先发育,四肢远端的小肌肉后发育。因而幼儿所做的动作不够精细。但随着年龄增长和通过活动锻炼,学前儿童动作的速度、准确度及控制力都会不断提高。

（三）肌肉的协调性、灵活性较差

肌肉的活动是受神经系统来调节的。由于学前儿童的神经系统发育尚未完善，因此对肌肉的调节能力就受到限制。

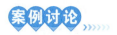

新学期开学了，李老师班里新来了一位小朋友琪琪，老师们发现，琪琪走路姿势很奇怪，大小腿分得特别开，即使站立也不能并拢，整个腿呈"o"形。老师和琪琪奶奶沟通后，奶奶后悔又自责地说："因为孩子小时候没有给绑腿，导致腿不直，留下后遗症。"

如果你是李老师，你将如何向琪琪奶奶解释琪琪腿呈"o"形的原因？跟"给婴儿绑腿"有没有关系？请用运动系统知识分析原因，并讨论"风俗习惯"和科学知识之间的关系，说说学习科学知识的必要性和重要性。

党的二十大报告中指出要建成"体育强国"，请你结合幼儿运动系统的特点，谈谈幼儿教师应如何帮助幼儿强身健体，为实现"体育强国"贡献自身力量。

任务二 学前儿童运动系统常见意外疾病和生活保育

学前儿童运动系统的保育措施

请扫码观看视频，完成表 1-1-2 运动系统学习任务单（二）。

表 1-1-2 运动系统学习任务单（二）

案例名称			
案例内容			
案例分析	发生原因	主观原因	
		客观原因（生理特点）	
	解决方法	急救措施	
		日常保育措施	衣（穿着）
			食（饮食）
			住（环境）
			用（物品）
			行（活动）

注：1. 案例为发生在幼儿身上的关于运动系统的案例，可以是意外、疾病，也可以是有待解决的某些现象和疑问。

2. 在分析主观原因时，从幼儿自身、家长（家庭）、教师（幼儿园）、社会等方面分析。在分析客观原因时，从幼儿运动系统（器官）的生理特点进行分析。

3. 解决方法中急救措施栏填写案例发生后第一时间的急救措施——可以挽救生命，将伤害降到最低；日常保育措施栏填写在幼儿日常生活中的保育措施，防止此类事件再次发生。

一、学前儿童运动系统常见意外疾病

（一）骨折

骨折是学前儿童常见的较严重的外伤。骨折可分为闭合性和开放性两种。闭合性骨折，骨折处皮肤不破裂，与外界不相通；开放性骨折，骨折处皮肤破裂，与外界相通。

1. 原因

学前儿童时期，骨折是较常见的意外伤害。跌伤、车祸、被弹簧门夹伤手脚，或因戏弄动物被踢伤、抵伤是骨折常见的原因。学前儿童被带在自行车上，把脚伸进转动的车轮，可使足部骨折；玩弄门窗、伸手摸电扇可致指骨骨折。

2. 症状

痛和局部的压痛是典型的症状之一。因疼痛可发生休克。同时，骨折处的正常功能丧失，如下肢骨折后，不能站立、行走；手指骨折时，不能抓握等。因骨折后，原来附着的肌肉失去了平衡，加上组织肿胀，局部还出现畸形。

学前儿童骨折有其自身的特点。由于学前儿童骨骼中有机物较多、无机盐较少，最外层的骨膜较厚，在外力作用下骨发生不完全折断，骨膜牵拉柔软的骨仍可活动，出现折而不断的假象，称为"青枝骨折"。就像鲜嫩的杨柳枝被折后外皮还连着，发生这种骨折后，因疼痛不十分明显，受伤肢体还可以做些动作，很容易被忽略，而未去医院诊治，骨折自愈后，形成畸形，从而影响肢体的正常功能。所以，学前儿童肢体受伤后，千万不能掉以轻心，一定要送医院检查是否发生了骨折。

3. 处理

（1）制动。

急救包扎前，不要轻易搬动伤者，以免加重损伤。

（2）止血。

开放性骨折有出血，可在伤处覆盖敷料并包扎。不要在伤处涂红药水或紫药水，也不要撒消炎粉。

儿童骨折固定

（3）固定。

固定骨折，即限制受伤肢体的活动，防止断骨再刺伤周围组织，以减轻痛苦。这种处理叫作"固定骨折"。在急救包扎前，不要进行骨折复位或推拿。

（4）送医。

及时送往医院。争取在骨折后 2~3 小时送往医院进行复位处理。这时局部尚未发生严重组织水肿，有利于复位。

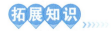

不同部位骨折处理方法

（二）脱臼

暴力作用于关节，使关节面失去正常的相互位置则形成关节脱臼。

1. 原因

学前儿童关节附近韧带较松，在受到撞击、过度牵拉、负重时很容易引起脱臼。受伤部位明显畸形，肿胀，疼痛剧烈，不能活动。

2. 症状

学前儿童常见脱臼有以下两种。

（1）肩关节脱臼。肩关节在全身关节中运动范围最大，且结构不稳定。常因向上牵拉或受暴力冲击引起脱臼，多见于跌倒时一手触地支持体重而引起。脱臼时肩部外形由膨隆变为平坦，患侧手不能达到对侧肩峰。

（2）桡骨小头半脱位。又名牵拉肘，是儿童时期最常见的脱臼。学前儿童桡骨头较小，当肘部处于伸直位时，被用力牵拉手臂，可能使桡骨头从关节窝脱出。例如上楼梯、跨上人行道台阶时，大人将学前儿童手臂突然拎起，就可能发生桡骨小头半脱位。有时在脱衣服时，大人过猛地牵拉学前儿童手臂，也会发生。脱臼时肘部固定于半屈和旋前位，肘关节不能后旋。

3. 处理

固定患肢。若不熟悉脱臼整复技术，不要贸然试行复位，以免增加伤儿痛苦或加重组织损伤；经医生复位后，仍需注意保护关节，勿再受暴力牵拉。因为关节受过拉伤后，关节囊松弛，容易重复发生脱臼。

儿童肩关节脱臼

（三）佝偻病

佝偻病是由于缺乏维生素D，钙、磷的吸收和利用受到影响，引起骨骼发育障碍，是3岁以下儿童常见的营养缺乏症。佝偻病患儿发育缓慢、抵抗力低，易患肺炎、上呼吸道感染等疾病。

1. 病因

（1）日照不足。人体所需要的维生素D除一小部分可从食物中摄取外，主要通过皮肤接受紫外线照射后产生。若缺乏户外活动，人体缺乏维生素D，可导致本病的发生。

（2）生长过快。早产儿、双胎儿，出生后生长速度较快，对维生素D的需要量较多，易患本病。

（3）疾病影响。长期腹泻，可导致肠道对钙、磷的吸收减少；胆道疾病或脂肪代谢障碍，都会影响对维生素D的摄取。

（4）喂养不当。用牛奶喂养的婴儿，由于牛奶中钙、磷比例不适当，人体吸收较差，故幼儿易患佝偻病。

2. 症状

（1）一般症状。学前儿童易激怒，烦躁，不活泼，对周围环境缺乏兴趣；睡眠不安，夜间常常惊醒哭闹，多汗（血钙降低，交感神经兴奋性提高），常于睡眠时汗液浸湿枕头；因头部多汗，头皮痒，患儿在枕头上蹭痒，致枕部头发脱落，称枕秃。以上症状多发生于佝偻病早期。动作发育迟缓，由于全身肌肉韧带松弛，患儿坐、站、走均较正常学前儿童迟缓；出牙迟，牙齿钙化受影响，牙釉质发育不全，牙齿萌出较晚（10个月还未出）；语言发展较晚：由于缺钙，患儿大脑皮层兴奋性降低，条件反射形成迟缓，故说话较晚，记忆力、理解力也较差。

(2) 骨骼改变。佝偻病进一步发展就会在骨骼上出现改变。这是因为在骨骼生长发育期间,维生素D的缺乏会导致骨骺的钙化,最终使骨骼发育异常。

拓展知识

骨骼改变的症状

3. 护理

(1) 病儿多汗、体弱,应注意冷暖,随时增减衣服。

(2) 按医嘱补充维生素D及钙剂。不可滥用鱼肝油或维生素D针剂或钙剂,以免过量中毒。

(3) 不要勉强患儿站或走,以防止下肢畸形。

4. 预防

(1) 多让学前儿童在户外活动,接受阳光中紫外线的照射。孕妇也要多晒太阳,同时要吃含钙丰富的食物,以预防先天性佝偻病。

(2) 提倡母乳喂养,及时添加蛋、肝等辅食,适当补充维生素D和钙。

(3) 积极预防呼吸道、胃肠道及肝胆疾病。以促进机体对维生素D和钙、磷的吸收和利用。

二、学前儿童运动系统的生活保育要点

(一) 培养正确的姿势,防止脊柱和胸廓畸形

要从小培养学前儿童坐有坐相,站有站相,保护脊柱,预防脊柱变形。幼儿园要为幼儿提供高度适宜的桌椅(桌椅高度比一般为2∶1);不要让幼儿长时间单肩背书包,以免形成"脊柱侧弯";不要让学前儿童睡软床或枕头过高等。

(二) 合理地组织户外活动和体育锻炼

经常进行适宜的体育锻炼和户外活动,接收空气的温度、湿度和气流的刺激,可以增强免疫力。学前儿童参加体育锻炼可使其肌纤维变粗,肌肉粗壮有力;促进骨骼的发育,使身体长高。加速钙磷在骨中沉积,使骨质更加粗壮结实,使韧带增厚加粗,增加关节的牢固性和灵活性。阳光中的红外线,能使血管扩张,促进新陈代谢;紫外线可使皮肤里的7-脱氢胆固醇转化成维生素D,有利于预防佝偻病。

衣服和鞋子应宽松适度。衣服、鞋子过小会影响生长发育,过大不利于活动,还会发生意外事故。

在活动时,避免用力过猛牵拉幼儿手臂,防止骨折、脱臼和肌肉损伤;避免学前儿童从高处向硬地面上跳,以免影响骨盆发育。带孩子上楼梯、过马路,或帮孩子穿脱衣服时,要避免用力牵拉或提拎小孩手臂。不宜在幼儿园开展拔河、长跑、长时间踢球等时间长且剧烈的户外活动。

（三）膳食中应提供充足的营养

钙、磷是骨骼的主要成分，维生素 D 能促进钙、磷在骨骼中沉积；蛋白质能促进肌肉的生长发育等。因此，要给学前儿童提供平衡膳食，保证肉、蛋、奶、大豆及其制品的充足供给，以利于学前儿童正常的生长发育。

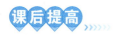

完成运动系统思维导图

》项目二

循环系统

▶学习目标

1. 知识目标

能叙述循环系统的结构和功能；能描述学前儿童循环系统的生理特点及保育方法。

2. 能力目标

能分析学前儿童扁桃体炎、贫血、（鼻）出血、煤气中毒、毒蛇咬伤等常见伤病意外发生的原因，能提出正确的生活保育措施并进行预防和护理。

3. 素质目标

通过晨检（检查淋巴结）案例，让学生了解到通过淋巴结检查，可以预知相关疾病，认识到规范操作和科学知识在幼儿园工作中的重要性，使学生遵循科学发育规律，相信科学，尊重科学，应用科学知识合理地开展幼儿园各项保育活动。

任务一　学前儿童循环系统的特点

请扫码观看视频，完成表 1-2-1 循环系统学习任务单（一）。

学前儿童循环系统特点

表 1-2-1　循环系统学习任务单（一）

	同学们，你了解学前儿童的循环系统吗？你知道下面这些问题的答案吗？
想一想	1. 生病了，为什么要化验血液？ 2. 托幼机构晨检时，为什么要看学前儿童的咽部？ 3. 为什么学前儿童疲劳之后，休息后恢复比成人快？ 4. 和成人相比，学前儿童为什么爱生病？
问一问	同学们，请你将自己感兴趣的关于循环系统的问题记录下来，以便在课堂讨论。

备注：请同学们课前预习本任务点的内容，并完成以上表格内任务。

循环系统由血液循环（心血管）系统和淋巴系统组成。血液循环系统的主要任务是运输物质，以保证机体物质代谢和生理功能的正常进行。血液循环系统不断地将呼吸系统获得的氧气、消化系统获取的营养物质、内分泌腺分泌的激素等物质运送到全身各组织细胞，并将全身各组织细胞所产生的 CO_2 和其他代谢产物带到排泄系统排出体外。淋巴系统是血液循环系统的辅助系统。

一、学前儿童循环系统的特点

（一）血液循环系统的特点

血液循环系统是一个密闭的、连续的管道系统，它由心脏、血管和血液三部分组成。血液循环是指血液在心脏和全部血管所组成的管道中周而复始地、不间断地沿一个方向流动。心脏是血液循环的动力器官，血管是运送血液的管道，血液是体内物质运输的载体。

1. 心脏

心脏位于胸腔内，膈肌上方，两肺之间略偏左前方。大小与自己拳头相当，重约 260 克。心脏是血流的动力装置，收缩和舒张好比水泵一压一放，使血液不断从心脏排入动脉，又不断从静脉回到心脏。

心脏为一中空的肌性器官，由中膈分为左右不通的两部分。后上部分为左心房和右心房，前下部为左心室和右心室。心房和心室之间有房室孔相通。房室孔的边缘长有可以开关的瓣膜，叫房室瓣。左侧叫二尖瓣；右侧叫三尖瓣。这些活门只能向心室开，当心房收缩时，瓣膜开启，血液由心房流向心室；当心室收缩时，瓣膜关闭，血液不能倒流回心房。心房与静脉血管相连通，心室与动脉血管相连通。心室与动脉之间也长有瓣膜，叫动脉瓣，只能向动脉开启，让血液由心室流向动脉，血液也不能倒流回心室。心脏工作时，右心室输送血液到肺，血液流经肺部后回到左心房，再通过左心室输送到全身（图1-2-1）。

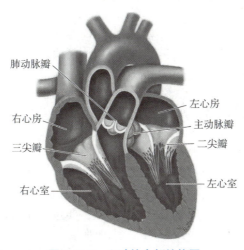

图 1-2-1 心脏的内部结构图

学前儿童心脏体积相对较成人大，重量和容积随年龄的增长而增加。如新生儿心脏占体重 0.8%，随后比重逐渐减小，成人为 0.5%。心壁较薄，收缩能力差。

学前儿童心率较快，且节律不稳定。心率是指单位时间内心脏搏动的次数。一般指每分钟的心跳次数。正常成人为 60~100 次/分，平均在 75 次左右。女性稍快，老年人偏慢。儿童的心率偏快，而且随年龄而异。

拓展知识

不同年龄的心率

学前儿童心率较快的原因是学前儿童新陈代谢旺盛，身体组织对氧气和养料的需要量多，而学前儿童的心脏容积较小，心肌收缩能力差，每次收缩时排出的血量较少，只有增加搏动次数来补偿不足。另外，幼儿迷走神经发育尚未完善，兴奋性较低，对心脏收缩频率和强度的抑制作用较弱，而交感神经占优势，故易心率加速。所以儿童年龄越小，心率越快。随年龄增长，心跳次数逐渐减少。

2. 血管

血管分布于全身大部分组织（除角膜、毛发、指甲、牙质及上皮等处外）。血管根据管内血流方向及管壁结构特点，分为动脉、毛细血管和静脉。动脉是将血液从心脏输送到身体各部分去的血管，分布在身体较深的部位。动脉管壁较厚、管腔较小、弹性较大，血流速度快。静脉是将血液从身体各部分送回心脏的血管。静脉管壁较薄、管腔较大、弹性较小，血流速度慢。四肢静脉的内表面，通常具有防止血液倒流的静脉瓣。毛细血管是连接最小的动脉和静脉的网状结构的血管。毛细血管数量大，分布广，管壁极薄（一层上皮细胞构成），管径极小，血流速度非常慢，是血液和组织进行物质交换、气体交换的场所。

学前儿童动脉内径相对比成人粗，动静脉的口径相差较小。随着年龄增长，动脉管内径相对变窄。

学前儿童毛细血管丰富、血流量大，供给全身各部分的营养物质和氧气充足。

学前儿童血管比成人短，血液在体内循环一周所需要的时间短。5岁时为15秒，成人需22秒。对消除疲劳有利。

学前儿童血管壁薄，柔软，弹性较小。年龄越小，管壁越薄，弹性越小，随着年龄增长，血管壁较厚，弹性纤维增多，弹性加强。到12岁时，已具有成人动脉结构。

3. 血液

血液是流动在心脏和血管内的不透明红色略带黏性的液体。血液总量占体重的7%～8%。血液主要由血浆和血细胞两部分组成。其中血浆占55%，血细胞占45%。血浆含有90%～92%水分、7%左右血浆蛋白，还有3%左右无机盐及有机物（葡萄糖等），主要功能是运载血细胞、营养物质（养料）和废物。血细胞主要包括红细胞、白细胞和血小板。

红细胞又称红血球，呈两面凹陷圆饼状，无细胞核（成熟），数量最多，每立方毫米血液中成年男子有500万个，成年女子有420万个。其功能是运输氧气和二氧化碳。红细胞中有一种红色的含铁的蛋白质叫血红蛋白。其特性是在氧含量高的地方，与氧容易结合；在氧含量低的地方，又与氧容易分离。人体血液中红细胞的数量过少或者红细胞中的血红蛋白含量过少，都叫贫血。幼儿时期贫血会影响其生长发育。

白细胞又叫白血球，无色有核，比红细胞大，数量少，成人每立方毫米血液中有5 000～10 000个。白细胞包括粒细胞（中性粒细胞、嗜酸性粒细胞、嗜碱性粒细胞）单核细胞和淋巴细胞。白细胞如同机体的卫士，对机体有防御和保护的机能。

血小板无色无核,形状不规则,体积最小,成人每立方毫米血中有10万~30万个。血小板具有止血和加速凝血的作用,平均寿命3~5天。

学前儿童血液量相对比成人多,血液增加较快。年龄越小相对量越多:新生儿约300毫升,约占体重的15%,1岁时增加1倍,占11%,10岁为出生时的6~9倍,9%。这对学前儿童的生长发育是有利的。血液的快速增加,也需要从饮食中摄取更多的造血原料。

学前儿童血浆含水分较多,含凝血物质、纤维蛋白质和无机盐都较少,因此学前儿童出血时血液凝固较慢。新生儿出血,需8~10分钟凝固,学前儿童需4~6分钟凝固,成人仅需3~4分钟便可凝固。

学前儿童红细胞含血红蛋白较多。每立方毫米血液中含红细胞440万~510万个;每100毫升血液中含血红蛋白13.4克,且具有强烈的吸氧性,这对幼儿的新陈代谢是有利的。能满足学前儿童生长发育的需要。健康的学前儿童应不低于12克/毫升。

学前儿童白细胞的数量与成人相当,但对机体防御和保护机能较强的中性粒细胞较少,而防御和保护机能较差的淋巴细胞较多。因此学前期对某些感染病的感染性较强,传染病的发病率较成人高。一般4~6岁时,两种细胞数量相当,6岁以后,中性粒细胞数量继续增多,淋巴细胞数量继续减少,逐渐达到成人水平。

4. 血液循环

血液沿两条途径在体内循环:在心脏和肺之间循环以摄取氧气;在心脏和身体其他部分之间循环以运输氧气和养分。这两条循环同时进行,并在心脏处汇合在一起,共同组成一条完整的循环路径(图1-2-2)。

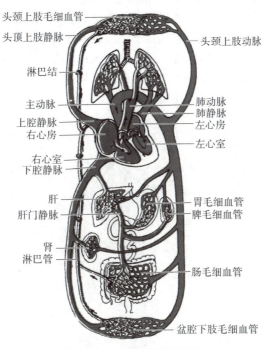

图1-2-2 血液循环示意图

体循环:左心室—主动脉—各级动脉(向上到头部,向下到肝、脾、胃、肠、肾、下肢等动脉)—全身毛细血管网(进行物质交换、气体交换)—各级静脉—上下腔静脉—右心房。经过体循环,鲜红的动脉血变成了暗红色的静脉血。

肺循环:右心室—肺动脉—肺部毛细血管网(进行气体交换)—肺静脉—左心房。经过肺循环，暗红色的静脉血变为鲜红的动脉血。

血液在血管中流动时对血管壁产生的压力称为血压。血压分为动脉压和静脉血压。我们平常所说的血压就是指动脉血压。动脉血压分收缩压和舒张压。血压是促进血液循环的重要因素，心脏收缩时，血流对血管壁的最高压力称为高压（收缩压）；心脏舒张时，血流对血管壁的最低压力称为低压（舒张压）。收缩压与舒张压之差称脉压。动脉血压常以上肢肱动脉测得的血压为代表。正常成人动脉收缩压为90~140毫米汞柱，舒张压为60~90毫米汞柱，脉压为30~50毫米汞柱。血压与年龄、性别及生理状态有关。一般来说，老年高于少年；男性高于女性。

学前儿童血压较成人低。学前儿童年龄越小，血压越低。这是因为学前儿童心肌收缩力弱，心脏排出的血量比较少，再加上血管口径较粗，血液在血管中流动的阻力小，所以血压低于成人。以后血压随着年龄的增大而逐渐增高。学前儿童血压一般为高压86~98毫米汞柱，低压58~63毫米汞柱。

（二）淋巴系统的特点

淋巴系统是循环系统的辅助系统，由淋巴管、淋巴器官及淋巴液等组成。未被毛细血管吸收、可流动的少量组织液进入毛细淋巴管后就称为淋巴液，淋巴液在淋巴系统中运行称为淋巴循环。淋巴系统的功能是帮助收集和输送组织液回心脏，是静脉系统的一个辅助部分，同时，还具有防御、免疫等重要机能。

淋巴管是淋巴液的流动管道，包括毛细淋巴管、淋巴管、淋巴干和淋巴导管。毛细淋巴管是淋巴管道的起始部分。淋巴管由毛细淋巴管汇合而成，多与静脉伴行。淋巴干有9条，分别收集身体不同部位的淋巴。淋巴导管共有2条，即胸导管和右淋巴导管。

淋巴器官主要由淋巴组织构成，包括淋巴结、脾和胸腺。

淋巴结是在淋巴管向心流动的路径上的一些膨大的部分，为圆形或椭圆形，大小不一。在耳后、枕部、颌下、颈部、腋窝、腹股沟等处可以摸到（图1-2-3）。扁桃体是人体内最大的淋巴结，具有造血、过滤和参与免疫等功能。

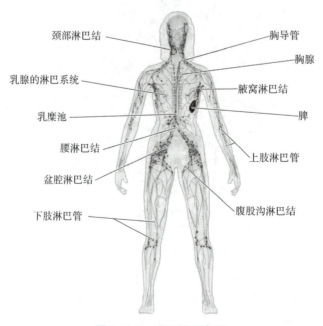

图1-2-3　淋巴结示意图

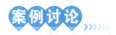

入园晨检时，保健医生会让小朋友张开嘴巴，用手电筒查看幼儿咽部，还会摸幼儿耳后和下颌，请问这么做目的是什么？如果保健医生只是走过场，对于幼儿和园里会有什么后果？请试着用淋巴系统知识分析和讨论，说说晨检的重要性。

党的二十大报告中指出要建成"健康中国"，请你结合幼儿淋巴系统的特点，谈谈幼儿教师应如何提高幼儿身体健康水平，为实现"健康中国"贡献自身力量。

脾是人体中最大的淋巴器官，位于腹腔的左上部，前面为肋骨所覆盖，呈椭圆形，颜色暗红。脾的主要功能是滤血、造血、储存血细胞和参与免疫等。

胸腺是一个淋巴器官，兼有内分泌功能。位于胸骨柄的后方。分左、右两叶。胸腺在幼儿时期特别发达，至青春期达到顶点，以后逐渐萎缩并被脂肪组织代替。主要功能是分泌胸腺素和产生T淋巴细胞。胸腺素能使来自骨髓等处的原始淋巴细胞从无免疫能力转化为有免疫能力的T淋巴细胞。T细胞再转移至各处淋巴结和脾内，增殖并参与机体的细胞免疫功能。

淋巴液流动方向：淋巴液由毛细淋巴管开始，流经各级淋巴管并通过淋巴结，最后汇入两条大的淋巴导管，再流入左右锁骨下的静脉。

学前儿童的淋巴系统尚未发育成熟，但发育较快。淋巴结的防御和保护机能比较显著。所以在学前时期常有淋巴结肿大的现象。到12~13岁时，淋巴结发育完善。幼儿扁桃体在4~10岁时发育达高峰，而在14~15岁时逐渐退化，所以幼儿时期易患扁桃体炎。在对幼儿进行晨、午间检查时，应把扁桃体作为重要内容之一，以便及时发现感染，及时给予治疗。

任务二　学前儿童循环系统常见意外疾病和生活保育

学前儿童循环系统的保育措施

请扫码观看视频，完成表1-2-2循环系统学习任务单（二）。

表1-2-2　循环系统学习任务单（二）

案例名称			
案例内容			
案例分析	发生原因	主观原因	
		客观原因（生理特点）	
	解决方法	急救措施	
		日常保育措施	衣（穿着）
			食（饮食）
			住（环境）
			用（物品）
			行（活动）

注：1. 案例为发生在幼儿身上的关于循环系统的案例，可以是意外、疾病，也可以是有待解决的某些现象和疑问。

2. 在分析主观原因时，从幼儿自身、家长（家庭）、教师（幼儿园）、社会等方面分析。在分析客观原因时，从幼儿循环系统（器官）的生理特点进行分析。

3. 解决方法中急救措施栏填写案例发生后第一时间的急救措施——可以挽救生命，将伤害降到最低；日常保育措施栏填写在幼儿日常生活中的保育措施，防止此类事件再次发生。

一、学前儿童循环系统常见意外疾病

（一）出血

学前儿童的创伤事故，常常伴随着出血。出血有多有少，出血的部位有深有浅。如果是少量的，不会有多大的生命危险，但如果一次大量出血达到全身血量的1/3时，生命就有危险，如动脉血管损伤会引起大出血，必须迅速止血。创伤出血分为外出血和内出血两种。

1. 出血分类

（1）外出血。外伤造成皮肤破损，血液从伤口流出，称为外出血。在托幼机构，学前儿童发生外出血的现象比较常见。

毛细血管出血：血液像水珠样渗出，能自己凝固止血，通常无多大危险。

静脉出血：血色紫红，血液徐徐均匀流出，比动脉出血容易止住。

动脉出血：血色鲜红，似泉涌，有搏动性，随心跳的频率从伤口向外喷射或一股一股地冒出。动脉在短时间内会造成大量失血，危险性非常大。

（2）内出血。内出血是指深部组织或内脏损伤所引起的出血。体内血管破裂，体表无伤口，看不到血液外流。通常在儿童腹部受伤、肝脾破裂后发生。失血过多时，病儿常常会脸色苍白、出冷汗、手脚发凉、呼吸急促、心慌气短、脉搏细弱。内出血对病儿生命的威胁很大。因血液注入组织或体腔内，自体表看不到血，容易被忽略，而延误诊治。如果怀疑有内出血，应迅速送医院抢救。

2. 外出血处理

（1）毛细血管出血。血液从创伤面四周渗出，出血量少，找不到明显的出血点，危险性小，先用自来水或生理盐水冲洗伤口，用消毒镊子去除异物后用酒精消毒即可，也可用消毒纱布将伤口扎紧。

（2）静脉出血。其血色暗红，血液缓慢不断地流出，其后由于局部血管收缩，流血逐渐减慢，危险性也较小。抬高出血肢体就可以减少流血，先用自来水或生理盐水冲洗伤口，用消毒镊子去除异物后用消毒纱布或干净手帕按住伤口止血，在伤口周围用酒精由里向外消毒，然后敷上纱布，用绷带扎紧即可。

（3）动脉出血。动脉出血，其血色鲜红，呈搏动性喷出，出血速度快且量多，危险性大。少量外伤出血不会有很大危险，但若遇到动脉损伤，就会引起大出血。发生大出血要立即采取止血措施。常用的止血方法有加压包扎止血法和指压止血法。

加压包扎止血法：用于动脉或大静脉破裂出血止血。具体操作：用无菌纱布或干净毛巾等。折叠成比伤口稍大的垫子盖住伤口，再用绷带或三角巾加压包扎。

指压止血法：用于紧急抢救时的动静脉出血，此法不宜长时间使用。具体操作：救护者用手指或手掌将出血的血管上端（近心端）用力压向相邻的骨骼上，以阻断血流，达到暂时止血的目的。

身体某些部位的动脉出血，可采用此法，为临时的止血措施。如面部出血按压双侧的下颌角；太阳穴出血按压耳朵前面对着下颌关节处；腋窝、肩部出血按压锁骨凹处的动脉；前臂出血按压肘窝处的肱动脉；手掌、手背出血按压腕关节内的桡动脉；手指出血将手指屈入掌内成握拳状；大腿出血屈

止血

起大腿，压迫腹股沟中点的股动脉；脚部出血按压踝关节下侧脚背面的动脉。

（二）鼻出血

1. 原因

鼻部外伤，如碰伤鼻子或幼儿挖鼻孔损伤了鼻黏膜，发热时鼻黏膜充血肿胀，血管脆性增加，鼻腔异物。出血部位大多位于接近鼻孔的鼻中隔上，该处鼻黏膜非常薄、血管密集成网，为"易出血区"。

2. 处理

止鼻血时需注意，首先安慰幼儿不要紧张，保持安静。头略向前低，张口呼吸，同时用冷水或湿毛巾冷敷鼻部和前额。如不止，可捏住鼻翼5~10分钟，止血后，2~3小时不要做剧烈运动。若经上述处理，鼻出血仍不止，去医务室处理或立即去医院处理。如果幼儿经常出鼻血，而且皮肤上常有瘀斑，小伤口出血也不易止住，应去医院诊治。

（三）毒蛇咬伤

1. 症状

被毒蛇咬伤，根据伤口的深浅、大小和毒性，儿童可出现不同程度的头晕、头痛、呕吐、视物不清，甚至发生昏迷、抽搐而危及生命。

2. 处理

一旦发现被毒蛇咬伤，应立即用较宽的带子勒住伤口的近心端（距伤口5厘米），并使儿童少动，以免毒液向全身蔓延。紧接着用清水或盐水冲洗伤口，将留在表面的毒液冲走。用刀片以伤口牙痕为中心，划十字切口，并用手挤伤口，使毒液流出，也可用拔火罐或吸奶器把毒液吸出来，这样反复几次，使毒液流净，将结扎带子解开，迅速送医院治疗。

3. 预防

为了避免毒蛇咬伤，不要带幼儿到潮湿、低洼地散步，也不要带幼儿去长满野草的地方和茂密的树丛中去，更不要让他们在青草或稻草上玩耍和躺着。

（四）煤气中毒

冬季，用煤炉取暖的屋子，若室内通风不良、烟筒漏烟、风倒灌等都可使室内空气中一氧化碳过量，导致煤气中毒。烧火炕跑烟漏气也是造成中毒的原因。过量的一氧化碳被吸入体内，就会和氧气争夺血红蛋白。由于它与血红蛋白的亲和力远远高于氧气，因而氧气只好"甘拜下风"，把血红蛋白让给一氧化碳，从而导致人体缺氧，引起窒息中毒。

1. 症状

轻度：感到头晕、耳鸣、眼花、恶心、四肢无力。移至新鲜空气处，症状可很快消失。

中度：除上述症状外，还有神志不清、肌肉无力、皮肤黏膜呈樱红色等。经抢救后可恢复健康。

重度：还会出现意识丧失、惊厥、血压和体温下降、呼吸不规则、循环衰竭等症状，直至窒息死亡。经抢救后可留下严重的后遗症。

2. 处理

（1）立即开窗通风，尽快将患儿抬离中毒现场，移到通风处。松开衣襟，促进血液循环，使患儿尽快呼吸到新鲜空气。

（2）注意保暖，严重者要尽快送医院抢救。让患儿受冻并不能促使其清醒，反而会加重病情。给患儿灌酸醋菜汤并不能解救煤气中毒，反而拖延了时间。

（3）若患儿呼吸心跳已停止，要立即进行人工呼吸和胸外心脏按压，并护送入医院。

（五）扁桃体炎

急性扁桃体炎常为病毒和细菌共同侵犯。通常，学龄前儿童易患病毒性扁桃体炎，较大的孩子和成人易患细菌性扁桃体炎。病毒感染能导致继发性细菌感染。许多感染上呼吸道的病毒（如流感病毒、副流感病毒、鼻病毒等）也常导致病毒性扁桃体炎。最常见的细菌感染是溶血性链球菌、肺炎球菌及葡萄球菌等。

1. 症状

（1）急性扁桃体炎。儿童在受凉、疲劳或感冒后，抵抗力下降，侵入扁桃体隐窝内的溶血性链球菌大量繁殖，而引起急性扁桃体炎。该病起病急，高热，患儿可能因高热发生惊厥、咽痛致吞咽困难、头痛、全身不适。

（2）慢性扁桃体炎。急性扁桃体炎反复发作，可导致慢性扁桃体炎。因扁桃体隐窝内的细菌不断放出毒素，可使儿童经常头痛、疲劳、低热，咽部不适、发干、发痒、疼痛。易引起风湿热、急性肾炎等变态反应性疾病。

2. 护理

（1）患急性扁桃体炎，应卧床休息，多喝开水。需要彻底消除扁桃体炎症后，方可停药。

（2）饮食应选择流质或半流质，饭前饭后用温盐水漱口。

（3）对慢性扁桃体炎，一般情况下不予切除扁桃体，因扁桃体属于免疫器官。

3. 预防

（1）加强学前儿童体格锻炼，增强体质，提高对环境冷热变化的适应能力。应加强锻炼，多带儿童到户外活动，多晒太阳。早晨坚持用凉水洗脸和鼻子。组织学前儿童户外活动时，穿戴不宜过暖。有句俗话"若要小儿安，三分饥与寒"，这里讲的寒，指的是平时不要给学前儿童穿得过厚，养成合理穿衣的习惯。但要注意腹部保暖，避免足部受凉。

（2）季节变换之时，应注意学前儿童的冷热，随时增减衣服。有汗及时擦干。体弱儿、佝偻病患儿易感冒，应加强身体锻炼和护理。

（3）合理安排饮食，保证学前儿童的营养需要，但不宜饮食过饱或过于油腻，以免消化不良，使学前儿童抵抗力下降。

（4）学前儿童活动室及卧室应经常通风，保持空气新鲜。温暖季节可开窗睡眠。冬季要有合理的通风制度。

（5）少去拥挤的公共场所，在疾病易发的场所戴口罩。托幼机构工作人员有感冒症状的要避免与学前儿童接触。

（六）贫血

贫血是指单位容积血液中红细胞数目和血红蛋白浓度都比正常值显著减少，或两者之一有显著减少。红细胞计数每立方毫米在400万以下，或血红蛋白浓度在12克以下。有缺铁性贫血、营养性巨幼红细胞性贫血等。下面主要介绍幼儿常见的缺铁性贫血。

1. 病因

缺铁性贫血是儿童期的多发病，6个月至3岁发病率最高。是因为体内缺铁，影响了红细胞中血红蛋白的合成所致。缺铁的主要原因是：①先天储存不足。胎儿于出生前的3个月，需从母体获得较多的铁，储存在体内，以供出生后最初几个月造血之需。早产儿、双胎儿，先天储存的铁少，生后又发育迅速，可较早将储存的铁用尽而出现贫血。②饮食缺铁。乳儿以乳类为主食，而乳类含铁量甚微，特别是牛奶，如不按时添加含铁丰富的辅食，可致贫血。儿童可因偏食、挑食造成铁的摄入量不足。③疾病。长期腹泻导致铁的吸收利用障碍。长期患肺炎、气管炎，可因消耗增多而引起贫血。患有钩虫病，因长期小量失血，机体丢失铁。④生长发育过快。随着体重的增加，血液量也不断增加，因为铁是合成血红蛋白的原料，由于生长过快而造成体内缺铁，血红蛋白含量下降。

2. 症状

由于红细胞数目及血红蛋白含量低于正常，皮肤（面、唇、耳轮、手掌）、黏膜（口腔、眼睑等处）及甲床缺少血色显得苍白或苍黄；呼吸、脉搏次数加快，活动后感到心慌、气促；食欲不振、恶心、腹胀等，少数可有异食癖（嗜食泥土、煤球、生米等）；由于脑组织供氧不足，可有精神不振、注意力不集中、易激动等。长期贫血可影响智力发展。肝、脾、淋巴结可有轻度肿大。

3. 预防

妊娠后期，孕妇需增加含铁丰富的食物摄入或服补血药物；婴儿自生后 3 个月左右可逐渐添加含铁丰富的辅食，如肝泥、菜泥、豆腐、肉末等，亦可用含铁的强化食品。尤其早产儿、双胎儿更应早补充铁；注意维生素 C 的补充；及时治疗胃肠道疾病，有钩虫病，也要进行驱虫治疗；用铁锅烹调食物，有利于预防贫血。

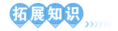

营养性巨幼红细胞性贫血

二、学前儿童循环系统生活保育要点

（一）为学前儿童安排科学合理的膳食

学前儿童正处在生长发育的关键时期，要补充充足的营养。适当增加含蛋白质、铁及维生素丰富的食物，如瘦肉、黄豆、芝麻酱、动物肝脏等，有利于血红蛋白的合成，预防贫血。同时注意合理的膳食，减少胆固醇和饱和脂肪酸的摄入量，并养成良好的饮食习惯，从小预防动脉硬化。

（二）科学组织学前儿童的体育锻炼和户外活动

体育锻炼可使心肌发达，收缩力增强，使心脏每跳一次射出的血量增加，心跳缓慢有力，心脏不易疲劳。所以经常组织学前儿童进行户外活动和体育锻炼，可使学前儿童心肌粗壮结实，提高心脏的工作能力和血管壁的收缩能力，促进学前儿童循环系统的发育。但是，如果组织不当，会适得其反。所以在组织学前儿童活动和体育锻炼时要注意以下几点：

（1）活动量要适度。如果活动过于剧烈，心脏跳动太快，心腔内血液还未充满就要搏出血液，每一次搏出的血量就会减少，满足不了机体的需要。不要让学前儿童过度疲劳而影响健康，也不要因为运动量不足而达不到锻炼的目的，因此，体育锻炼要适度。

（2）活动程序符合生理要求。要避免长时间的剧烈活动及要求憋气的活动。运动前要做好准备活动，结束时要做好整理活动。尤其在剧烈运动时不可立即停止，因为活动时，心排血量剧增,如果突然停止运动,必然会影响肌肉内血液流回心脏,此时心排血量减少,血压降低,由于重力影响,血液不易到达头部,可造成暂时性脑缺血,表现为头晕、恶心、呕吐、面色苍白、心慌甚至晕倒等症状。

(3)剧烈运动后不宜马上喝大量的白开水。饮入大量的水分会影响横膈膜的运动,水分大量进入血液也会增加心脏的负担。但是,因为运动时大量出汗,失水和盐较多,会出现头晕、眼花、口渴等症状,严重时会晕倒,所以可以喝少量的淡盐水。

(4)在阳光下活动或睡眠。出生2周到1个月,就可以给小儿晒太阳。在日光照射下,可使周围血管扩张,循环加快,促进心脏功能发育,增强循环系统机能,所以应该经常带学前儿童在户外进行活动或睡眠。

(三)学前儿童的衣着要宽松适度

学前儿童的衣服、鞋子窄小,或者腰带、领口、袖口太紧,都会影响全身血液的循环,使身体得不到充足的氧气,还会影响体内垃圾二氧化碳的排出,所以学前儿童的衣服、鞋子应宽大舒适,使血液循环畅通,有利于新陈代谢和生长发育。

(四)学前儿童的淋巴结肿大要重视

学前儿童正常的淋巴结只有黄豆大小,柔软,不黏连在一起,并且无压痛感。在幼儿园要经常检查学前儿童的淋巴结,如果摸到几个硬疙瘩黏连在一起,而且还有压痛感,说明是淋巴结发炎肿大。早发现肿大的淋巴结,以便及早发现感染的疾病,进行及早治疗。学前儿童常有淋巴结肿大现象,淋巴结肿大与一定区域的感染有关。如颌骨下方的颌下淋巴结肿大时,则表示口腔或鼻腔、面部有病变。如遇全身淋巴结普遍肿大,那就可能是全身性疾病的信号。

(五)学前儿童的扁桃体摘除要慎重

扁桃体位于口腔后上壁,腭垂的两侧,是人体内最大的淋巴结,具有造血、过滤和参与免疫等功能。扁桃体能制造抗体,抵抗来自鼻腔和口腔的病菌,其本身也可能受到病菌的感染而发炎。学前儿童上呼吸道淋巴组织的保护作用显著高于成人,再加上扁桃体参与机体免疫,所以学前儿童扁桃体摘除一定要慎重。随着年龄的增长,反复受链球菌感染形成病灶,扁桃体可能会失去参与免疫反应的功能,故摘除扁桃体可适当放宽。

(六)要预防学前儿童的传染病和意外事故

学前儿童血液中有吞噬细菌作用的白细胞较少,所以抗病能力差,易患传染病。因而,要关心学前儿童的起居和活动,预防各种传染病,从而避免因各种传染病引起的心脏疾病。同时还要预防意外伤害事故的发生,因为大量出血会影响健康,失血量超过血液总量的三分之一就会有生命危险。

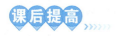

完成循环系统思维导图

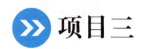 项目三

呼吸系统

学习目标

1. 知识目标

能叙述呼吸系统的结构和功能;能描述学前儿童呼吸系统的生理特点及保育方法。

2. 能力目标

能分析学前儿童流行性感冒、鼻腔异物、气管异物、溺水等常见疾病意外发生的原因,能提出正确的生活保育措施并进行预防和护理。

3. 素质目标

通过"张口呼吸"案例讨论,使学生认识到良好的呼吸卫生习惯应从婴幼儿阶段逐步养成,对人一生有重要影响。人体的呼吸系统有自己科学、系统、完备的防御方式,遵循幼儿呼吸系统的特点和规律,按科学规律办事,才能有效降低幼儿园呼吸系统疾病的发病率。

任务一　学前儿童呼吸系统特点

学前儿童呼吸系统的特点

请扫码观看视频，完成表 1-3-1 呼吸系统学习任务单（一）。

表 1-3-1　呼吸系统学习任务单（一）

想一想	同学们，你了解学前儿童的呼吸系统吗？你知道下面这些问题的答案吗？
	1. 学前儿童为什么容易发生气管异物的吸入？
	2. 学前儿童的声音为什么高且尖？
	3. 学前儿童为什么容易患呼吸系统感染？
	4. 学前儿童呼吸时肚子为什么会一起一伏？
问一问	同学们，请你将自己感兴趣的关于呼吸系统的问题记录下来，以便在课堂讨论。

备注：请同学们课前预习本任务点的内容，并完成以上表格内任务。

呼吸系统包括呼吸道和肺两部分，呼吸道是气体进出肺的通道，鼻、咽、喉组成上呼吸道，气管和支气管组成下呼吸道（图1-3-1）。肺是主要的呼吸器官，是气体交换的场所。

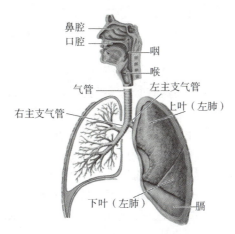

图1-3-1 呼吸系统结构图

一、学前儿童的呼吸系统特点

（一）学前儿童呼吸器官的特点

1. 鼻

鼻是呼吸道的起始部分，是保护肺的第一道防线。鼻由外鼻、鼻腔和鼻窦三部分组成。鼻腔前部被皮肤覆盖，上有鼻毛，能过滤灰尘、病菌；其余部分被黏膜覆盖，黏膜中有丰富的毛细血管和腺体。腺体分泌的黏液能保持鼻腔的湿润，可粘住吸进的病菌和灰尘等物质，形成鼻涕。黏膜下丰富的血管，对吸入空气起到加温和湿润的作用。黏膜内还有嗅觉细胞、嗅觉神经，能辨别空气中的各种气味。鼻腔周围颅骨内含气的空腔称为鼻窦，主要对发音起共鸣作用。此外，鼻窦黏膜内有丰富的毛细血管，可参与湿润和加温吸入的空气。

学前儿童的鼻和鼻腔相对短小，鼻道相对狭窄，缺少鼻毛，阻挡灰尘和细菌的能力差，黏膜柔嫩，毛细血管丰富，故易受感染。当感染时，黏膜充血肿胀，使鼻腔更加狭窄，分泌物增多，易堵塞，引起呼吸困难而张口呼吸，以致影响睡眠和进食。

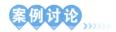

张老师班里的乐乐小朋友，前段时间感冒了，张老师发现乐乐感冒已经好了，但是中午睡觉，或在安静不说话的时候，也总是张着嘴巴呼吸，张老师和乐乐妈妈沟通后了解到，原来是乐乐前段时间感冒，鼻塞严重，鼻子不通气，孩子就习惯性地用口呼吸了。

如果你是张老师，你将如何帮助乐乐改掉用口呼吸的坏习惯？请用呼吸系统知识分析张口呼吸的坏处，并讨论养成科学呼吸卫生习惯的必要性和重要性。

党的二十大报告中指出要建成"教育强国"，请你结合本案例，谈谈幼儿教师应如何用生命科学知识武装自己，帮助家长建立科学保育观，提高家长的保育水平，为实现"教育强国"贡献自身力量。

2. 咽

咽是一条前后略扁的漏斗形肌性管道，由黏膜和肌肉组成。咽是呼吸道和消化道的共用通道。咽部自上而下可分为鼻咽部、口咽部、喉咽部，在鼻咽部后壁两侧上方各有一对咽鼓管的开口，咽鼓管与中耳鼓室相通。

学前儿童咽部淋巴组织丰富，易患扁桃体炎。咽鼓管短粗且平直，病菌易从咽部进入中耳鼓室，易患中耳炎。

3. 喉

喉既是气体的通道，又是发音的器官。由黏膜、软骨和肌肉构成。喉的软骨中以甲状软骨最大，它的中间向前方突出的部分叫喉结。会厌软骨形同树叶，位于甲状软骨的后上方，当吞咽时，会厌软骨自动关闭，盖住喉的入口，防止异物进入气管；当呼吸或发音时，会厌就打开，空气可以自由出入气管。喉腔中部侧壁左右各有一条声带，两条声带之间的空隙叫声门裂。发音时，声带拉紧，声门裂缩小，呼出的气流冲击声带，引起声带振动而发出声音。成年男子的声带宽而长，音调较低沉；成年女子的声带窄而短，音调高尖。

学前儿童喉腔相对狭窄，软骨柔软，黏膜柔嫩，毛细血管和淋巴组织丰富，发炎肿胀时易引起喉头狭窄，引起呼吸困难。由于神经系统发育不完善，喉部保护性反射功能差，容易发生气管异物。

学前儿童声带短而薄，音调尖而高，声门肌娇嫩，容易疲劳。若长时且不注意发音方法，如唱成人歌曲，就会使声带充血肿胀变厚，造成声音嘶哑。

4. 气管和支气管

气管上接喉的下方，下方在胸腔内分为左、右支气管。气管和支气管都是由半环状软骨、黏膜等构成。黏膜能分泌黏液，可粘住空气里的灰尘和病菌。黏膜上布满纤毛，纤毛不断向喉部摆动，将粘有灰尘和病菌的黏液送到咽喉，咳嗽出来的就是痰。此外，在气管的黏液中，有抑菌和抗病毒的免疫球蛋白。气管纤毛及黏膜共同组成呼吸系统的第二道防线。

学前儿童气管及支气管管腔相对窄小，管壁和软骨柔软，肌肉发育不完善弹性差。黏膜柔嫩，毛细血管丰富，黏液分泌不足而较干燥，纤毛运动机能差，清除吸入的病菌及灰尘作用差，因此易感染，且易引起呼吸道狭窄与阻塞，导致呼吸困难。学前儿童左支气管细长，右支气管短粗、较陡直，若发生气管异物，易坠入右支气管。

5. 肺

肺位于胸腔内，左右各一，呈圆锥形。左肺分上、下两叶，右肺分上、中、下三叶。肺主要由支气管反复分支及其末端形成的肺泡共同构成，每个肺有3亿~4亿个肺泡，所以肺质地柔软，似海绵状（图1-3-2）。

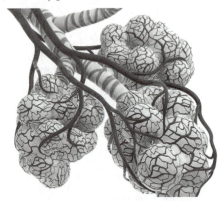

图1-3-2　肺泡结构图

肺泡是半球形的囊泡，是进行气体交换的主要场所。肺泡壁由一层薄的上皮细胞构成，外面缠着毛细血管和弹性纤维。毛细血管与肺泡上皮紧贴在一起，结构很薄，有利于气体交换。弹性纤维使肺具有良好的弹性，当吸气时，肺泡扩张，体积增大，气体吸入；呼气时，弹性纤维收缩，肺泡体积缩小，气体排出。

学前儿童肺弹力组织发育较差，肺泡数量少且容量小，但间质发育旺盛，毛细血管丰富，含气量少且含血多，故易引发感染，被黏液堵塞，导致肺不张、肺气肿和肺淤血。

（二）学前儿童呼吸运动的特点

呼吸运动是指胸腔有节律地扩大和缩小。呼吸运动实现了肺与外界环境进行气体交换。

呼吸运动包括吸气和呼气两个过程。成年女子的呼吸运动多以肋骨向外扩张、胸腔体积变大和向内收缩、胸腔体积缩小的运动为主，称为胸式呼吸；学前儿童及成年男子的呼吸运动多以膈肌向下、胸腔体积变大和向上运动、胸腔体积缩小为主，称为腹式呼吸。所以学前儿童及男性呼吸时肚子起伏明显，而女性不明显。

学前儿童的呼吸浅而快。学前儿童胸廓短小且呈圆桶状。呼吸肌运动能力差，只能做浅表的呼吸。学前儿童新陈代谢旺盛，需氧量大，为满足机体代谢和生长发育的需要，只有通过增加呼吸频率来满足生理需要，因而呼吸浅而快，且年龄越小，呼吸越快。如成人呼吸频率为每分钟16~18次，学前儿童呼吸频率为每分钟22次左右，新生儿呼吸频率为每分钟40~44次。

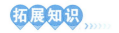

不同年龄的呼吸频率

学前儿童的呼吸不均匀。学前儿童年龄越小，呼吸节律越差，这与支配呼吸运动的神经中枢发育不完善有关，因而易出现深浅交替或节律不齐等现象。

任务二　学前儿童呼吸系统常见意外疾病和生活保育

学前儿童呼吸系统的保育

请扫码观看视频，完成表 1-3-2 呼吸系统学习任务单（二）。

表 1-3-2　呼吸系统学习任务单（二）

案例名称				
案例内容				
案例分析	发生原因	主观原因		
		客观原因（生理特点）		
	解决方法	急救措施		
		日常保育措施	衣（穿着）	
			食（饮食）	
			住（环境）	
			用（物品）	
			行（活动）	

注：1. 案例为发生在幼儿身上的关于呼吸系统的案例，可以是意外、疾病，也可以是有待解决的某些现象和疑问。

2. 在分析主观原因时，从幼儿自身、家长（家庭）、教师（幼儿园）、社会等方面分析。在分析客观原因时，从幼儿呼吸系统（器官）的生理特点进行分析。

3. 解决方法中急救措施栏填写案例发生后第一时间的急救措施——可以挽救生命，将伤害降到最低；日常保育措施栏填写在幼儿日常生活中的保育措施，防止此类事件再次发生。

一、学前儿童呼吸系统常见意外和疾病

（一）鼻腔异物

1. 原因

儿童出于好奇，有时会将一些小物件塞入鼻孔。异物以纸团、小珠子、豆粒、果核、花生米为多见。异物可引起鼻塞，日久可流出很臭的鼻涕。

2. 处理

让儿童将无异物的鼻孔按住，用力擤鼻涕；或用羽毛、纸捻等刺激鼻黏膜，引起儿童打喷嚏。如果上述方法无效，应尽快到医院处理。若发现鼻孔有异物，千万不要用镊子去夹，尤其是圆滑的异物，很难夹住，越捅越往深处走，有可能使异物落入气管，十分危险。医生用药物和取异物的工具可手到病除。

（二）气管异物

1. 原因

气管、支气管进入异物多见于5岁以下的学前儿童。当儿童正吃东西或口含小物件时，突然大哭、大笑，会厌软骨来不及盖住气管，使食物呛入气管，形成气管异物。异物以西瓜子、花生米、豆粒、糖豆等圆滑的食物最为多见。

气管是呼吸的通道，当异物进入喉部、气管，会引起剧烈的咳嗽，借此来赶走"不速之客"。但儿童气管发育不完善，驱赶力较弱，很难将异物赶走，造成异物在气管内停留。当异物将气管完全堵住时，儿童会出现吸气性呼吸困难，面色青紫。较小的异物还会继续下滑，常常滑入右侧支气管，导致右侧肺不能工作，出现呼吸困难、肺气肿。继发感染后，可出现发热、全身不适等症状。

2. 处理

一旦发现气管异物时，要立即进行急救。

（1）拍背法。若是较小的幼儿，教师要迅速将幼儿倒提起来，双手提住幼儿小腿，拍打背部令其咳嗽、呕吐出来；若较大的幼儿气管出现异常可让其趴卧在成人的腿上，头部向下倾斜，成人轻拍其后背，经上述处理，可使异物咳出。

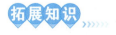
儿童气道异物梗阻

（2）腹部冲击法。也称海氏急救法。救护者从后方搂住儿童的腰，用右手大拇指的背部顶住上腹部，左手重叠于右手之上，间断地向上、向后冲击性地推压，促使横膈肌压缩肺，产生冲击气流，将气管异物冲出。若患儿昏迷，则可让其仰卧，进行同样的推压。一旦采取上述方法后，仍不能排出，要立即送往医院急救。

3. 预防

为了防止气管异物事故的出现，要养成幼儿良好的习惯：不要捡食东西；不要躺在床上吃东西；当幼儿嘴中含有豆粒、花生米等食物时，成人不能一惊一乍，也不能吓唬他，而要同他讲道理，让他吐出来；哭闹时，不要用吃东西来哄。

拓展知识

溺水

（三）流行性感冒

流行性感冒简称流感，是由流感病毒引起的急性呼吸道传染病。流感病毒可分甲、乙、丙三型，同型病毒又可分为若干个亚型。甲型病毒易发生变异，常引起流行。乙型病毒变型缓慢，流行比较局限，丙型病毒很少变异，多呈散发，各型之间不能交叉免疫。

1. 流行病学

（1）传染源：流感患者是主要的传染源。自潜伏期即有传染性，发病3天内传染性最强。轻型患者在传播上有重要意义。隐性感染者排出病毒的数量较少而且时间短，故传染意义不大。

（2）传播途径：经飞沫直接传播。当病人咳嗽、打喷嚏及大声说话时，病毒随飞沫喷到周围空气中，侵入正常人的鼻黏膜而传染。也可通过尘埃、手、用具等间接传染。

（3）易感人群：人群对流感普遍易感，病后免疫时间短，而流感病毒变异性大，但各型间无交叉免疫，所以人在一生中可多次患流感。

（4）流行特征：本病常突然发生，传播迅速，发病率高，流行时间短，常沿交通线迅速蔓延，先集体后散居，先城市后农村，在几个月内，可遍及世界各地，造成全球性的大流行。本病一年四季均有发生，但以冬春季节多发。

2. 临床表现

（1）潜伏期1~3天，短则数小时。

（2）起病急，高热达39 ℃~40 ℃，伴有头痛、倦怠乏力、关节肌肉酸痛、眼结膜充血、咽痒、咽痛等。流感的全身症状明显，而呼吸系统症状较轻。儿童患流感容易并发肺炎。

（3）以胃肠道症状为主者，可有恶心、呕吐、腹痛、腹泻等症状；以肺炎症状为主者，发病1~2日后即出现咳嗽、气促、气喘、发绀等症状；部分病儿有明显的精神症状，如嗜睡、惊厥等；婴幼儿常并发中耳炎。

（4）发热与临床症状可在1~2天达高峰，3~5日内退热，症状随之消失。乏力与咳嗽可持续1~2周。

3. 护理

（1）高热时卧床休息，适当降温，婴幼儿多采用物理降温，退热后不要急于活动。还可予以吸氧、输液等处理。患儿高热时切忌捂得太紧，以防体温继续上升而引起惊厥。

（2）患儿居室要有阳光、空气流通。

（3）多饮开水，饮食易消化、有营养。

（4）口鼻腔分泌物及污染物应及时处理。

（5）护理者戴口罩，护理患儿后洗手。

4. 预防

（1）让儿童多晒太阳、多参加户外活动，加强体格锻炼，增强机体的抵抗力。加强营养，预防佝偻病与营养不良。

（2）保持居室温度恒定，空气流通，熏蒸消毒。

（3）衣着要适宜，注意随天气变化增减衣服。

（4）流感流行时少到公共场所或戴口罩。

（5）接种流感疫苗。

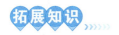

其他呼吸系统常见疾病

二、学前儿童呼吸系统的生活保育要点

（一）培养学前儿童良好的呼吸卫生习惯

幼儿呼吸器官正处在生长发育时期，培养学前儿童具有良好的呼吸卫生习惯，不仅可以保护学前儿童娇嫩的呼吸器官，而且可以培养学前儿童的文明行为。

（1）培养学前儿童良好的呼吸卫生习惯，就要培养学前儿童用鼻呼吸的好习惯，戒除用口呼吸的坏习惯。因为用口呼吸空气时，空气没有经鼻腔的过滤，而由口腔直接吸入肺部，容易诱发口腔疾病和呼吸道疾病。如果长期用口呼吸，白天精神萎靡，还会影响面部的正常发育，呈现特殊面容，表现为张口呼吸、鼻翼萎缩、嘴唇肥厚、鼻唇沟变浅、上唇卷曲、牙列拥挤、腭盖高拱、上前牙前突等，影响面部美观。同时，由于牙弓的改变造成咀嚼肌张力不足，咀嚼功能可下降，还会引起消化不良。经常用口呼吸还可使口腔黏膜干燥易裂，影响到肺泡组织发育，甚至会影响胸廓的发育，形成漏斗胸。

若学前儿童鼻腔后壁的淋巴组织发炎，会把鼻腔的通路堵住，空气不能流通，其便会用口呼吸，睡熟以后就会鼾声大作。所以学前儿童打鼾，一定要检查鼻咽部。

（2）培养学前儿童良好的呼吸卫生习惯，就要培养学前儿童正确的擤鼻涕方法。正确的擤鼻涕方法就是：轻轻捂住一侧鼻孔，闭紧嘴巴，用另一个鼻孔擤鼻涕，擤完再换另一侧鼻孔继续擤。擤时不要太用力，更不要把两个鼻孔全捂住使劲擤。

教给学前儿童正确的擤鼻涕的方法，能防止鼻咽部的病菌侵入眼睛和中耳，因为鼻腔通过鼻泪管与泪囊相通，鼻腔有了疾病，擤鼻涕时方法不正确，就可能会把病菌挤入鼻泪管，而使鼻泪管、泪囊发炎。鼻腔还通过一根管道与中耳相通，即咽鼓管。擤鼻涕时方法不正确，鼻腔内压力太大，病菌就会被挤入咽鼓管，也会殃及中耳，引起中耳炎。

（3）培养学前儿童良好的呼吸卫生习惯，就要教会学前儿童正确的咳嗽、打喷嚏方法。咳嗽、打喷嚏虽是日常生活小事，却是传播疾病的重要途径。有人曾经统计，普通一个喷嚏可以喷出1万~2万个飞沫，排菌量达0.45万~15万个；有人曾对一感冒患者进行研究，发现打一个喷嚏竟排菌8 500万个。而且随喷嚏喷出的飞沫还可以悬浮于空气中数天之久，到处飘移导致病情蔓延。所以我们一定要培养学前儿童正确的咳嗽、打喷嚏方法。很多人喜欢在咳嗽时或打喷嚏时用手捂着嘴巴，这样的方式是不正确的，因为病毒可以通过指缝污染到手外，同时如果不能第一时间清洁双手，病菌还可以通过污染的双手，经过触摸之后传染给其他的地方和病人。所以正确的做法是：用纸巾轻遮口鼻，然后咳嗽或打喷嚏，纸巾对折后扔进垃圾桶，完事后立即洗手。如果周围有湿巾或者毛巾等，可以迅速拿来遮住自己的口鼻，这样也是正确的方式。如果一时找不到遮挡物，可用手臂遮挡，因为手肘最不容易接触其他物品，虽然喷出的飞沫会附在自己的衣服上，但是可以阻断病毒在空气中传播。千万不能面向别人咳嗽、打喷嚏。

（4）培养学前儿童良好的呼吸卫生习惯，就要戒除学前儿童用手挖鼻孔的坏习惯。用手挖鼻孔是一种坏习惯，它能使鼻毛脱落、黏膜损伤，毛细血管破裂引起出血。挖鼻孔常使鼻腔感染，严重者细菌还能经面部血管回流至颅脑内，造成危险的并发症。长期用手挖鼻孔，可使鼻孔扩大，形成"朝天鼻"，不仅影响美观，还会引起同伴嘲笑，进而影响心理健康。所以正确的做法是：每天早晨洗脸时，培养学前儿童用冷水多洗几次鼻子，既可以清洁鼻子，又可以改善鼻黏膜的血液循环，增强鼻子对天气变化的适应能力，预防感冒及各种呼吸道疾病。

（5）培养学前儿童良好的呼吸卫生习惯，就要戒除学前儿童蒙头睡觉的坏习惯。很多孩子都有蒙头睡觉的习惯，这种情况常发生在天气寒冷的时候，闷在被子中睡觉可以更暖和一些，还有一些孩子因缺乏安全感也会蒙头睡觉。可是蒙头睡觉有许多害处。在睡觉之时，身体会随着代谢过程释放出许多的代谢废物，肠道的气体主要从肛门排出，而污染被窝里的空气，同时被窝空气不流通，时间一长，氧气减少，二氧化碳增多，供氧不足会导致学前儿童第二天出现气促、头晕等症状，思维迟钝，反应变慢；尤其是小婴儿，发育还不完善，在感觉到呼吸困难之时不能及时自救，很容易发生窒息。睡觉时学前儿童的呼吸道可排出二氧化碳等多种有害物质，皮肤毛孔可排出多种化学物质。即使是健康的人，一个晚上也可通过呼吸、咳嗽等排出细菌、病毒近百亿个。如果学前儿童把头埋进被窝里，就极易感染这些有害物质和致病菌，诱发呼吸道炎症、皮肤疾病等；患有气管炎、肺部疾病，如果长期蒙头睡觉，还会降低学前儿童对疾病的防御能力，对健康不利。

（二）注意通风，保持室内空气新鲜

学前儿童新陈代谢旺盛，呼吸浅，频率快，肺换气功能差。学前儿童气管、支气管的纤毛运动能力不如成人，自净能力差，若空气污浊，易患肺炎。学前儿童活动的房间要经常开窗通风换气，并尽量多让学前儿童在户外活动。

新鲜空气里有充足的氧气，能促进人体的新陈代谢，对学前儿童整个身体的生长发育都是有利的。若室内通风差，学前儿童就会感到头晕、气闷。空气新鲜流通，氧气多，病菌的数量就会减少，会降低学前儿童患呼吸系统疾病的概率。

（三）组织学前儿童进行适宜的体育锻炼和户外活动

学前儿童经常参加体育锻炼可增强呼吸肌的力量，扩大胸廓活动的范围，使参加呼吸的肺泡数量增多，增加肺活量，呼吸由浅而快逐渐变为深而慢。在秋冬季节，可以利用冷空气等进行抗寒锻炼，既能增强呼吸系统的抵抗力，又能降低呼吸系统疾病的发生率。

（四）教育学前儿童以正确的姿势活动和睡眠

在组织学前儿童进行户外活动时，要注意配合动作自然而正确地加深呼吸，使肺部充分排出二氧化碳，吸进新鲜氧气，以促进肺的发育。以正确的姿势来坐、立、行、走和睡眠，保证学前儿童脊柱、胸廓的正常发育和呼吸运动的正常进行。

（五）保护学前儿童的声带

学前儿童音域窄，不要让学前儿童经常大声哭喊或扯着嗓子说话、唱歌；为学前儿童选择适合其音域特点的歌曲和朗读材料，不宜唱成人歌曲；唱歌、朗读的场所空气要清新，避免尘土飞扬，温度、湿度适宜，温度不低于 18 摄氏度、相对湿度为 40%～60% 为宜，冬天不要顶着寒风喊叫、唱歌；不吃冷热、刺激性食物，特别是夏天玩得很热时不要马上吃冷食；咽部有炎症时，要多喝水、少说话，直到完全恢复。

（六）要严防异物进入学前儿童的呼吸道

由于学前儿童的神经系统发育不完善，喉部的保护性反射功能差，容易发生气管异物。所以不要让学前儿童玩耍和捡拾纽扣、硬币、玻璃球、药片、豆粒等物品，要教育学前儿童不要把这些物品放进口、鼻内，吃饭、喝水时，不要哭、笑、打闹。

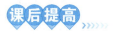

完成呼吸系统思维导图

项目四

消化系统

学习目标

1. 知识目标

能叙述消化系统的结构和功能；能描述学前儿童消化系统的生理特点及保育方法。

2. 能力目标

能分析学前儿童龋齿、肠套叠、腹泻、手足口病、消化道异物、误食毒物等常见疾病意外发生的原因，能提出正确的生活保育措施并进行预防和护理。

3. 素质目标

通过"幼儿龋齿"案例讨论，让学生认识到运用学前儿童消化系统的相关知识，科学指导幼儿保护牙齿、合理膳食以及养成良好的口腔卫生习惯等的重要性，为后续工作、生活等提供科学依据。

任务一 学前儿童消化系统特点

请扫码观看视频，完成表 1-4-1 消化系统学习任务单（一）。

学前儿童消化系统的特点

表 1-4-1 消化系统学习任务单（一）

想一想	同学们，你了解学前儿童的消化系统吗？你知道下面这些问题的答案吗？
	1. 婴儿为什么过了半岁就容易流口水？
	2. 刚开始学说话儿童为什么发音不清楚？
	3. 学前儿童为什么容易呕吐（婴儿易吐奶）？
	4. 学前儿童生病或者是遇天气热，为什么不爱吃饭？
问一问	同学们，请你将自己感兴趣的关于消化系统的问题记录下来，以便在课堂讨论。

备注：请同学们课前预习本任务点的内容，并完成以上表格内任务。

消化系统由消化道和消化腺组成。消化道包括口、咽、食管、胃、小肠、大肠、肛门。消化腺分两类：大消化腺和小消化腺（图1-4-1）。

消化就是食物中的糖类、蛋白质、脂类等大分子物质通过消化管道的运动（物理性消化）和消化液的作用（化学性消化），被分解为可吸收的小分子的物质的过程。吸收是指经过消化的小分子物质通过消化道壁进入循环系统的过程。食物中的蛋白质、脂肪和糖类在消化管内消化成小分子后被吸收，而食物中的水、无机盐和维生素，不需要经过消化，在消化道内直接被吸收。

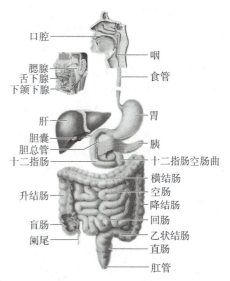

图1-4-1 消化系统结构图

一、学前儿童消化道的特点

（一）口腔

口腔是消化道的开始部分。口腔里有牙齿、舌及唾液腺的开口，有咀嚼搅拌、初步消化食物、尝味、辅助发音等功能。

学前儿童口腔较小，黏膜柔嫩，血管丰富，容易破损和感染。

1. 牙齿

牙齿是全身最坚硬的器官。每个牙齿都由牙冠、牙颈和牙根三部分组成（图1-4-2）。从构造上看，构成牙齿的主要物质是牙质，在牙冠部分牙质的外层是牙釉质，损坏后不能再生；在牙根部分，牙质的外层是牙骨质，有坚固牙齿的作用；内层都是牙本质。牙齿中央的空腔为牙髓腔，牙髓腔内充满牙髓，含有丰富的血管和神经，为牙齿提供营养和感知觉。牙齿可以撕裂、切断、磨碎食物，还可以辅助发音。

口腔环境复杂，口腔里的产酸微生物会利用糖类（淀粉、果糖、蔗糖等）残渣产酸，而牙质的主要成分是钙，当牙釉质和牙本质受到酸腐蚀后，会引起脱钙，牙齿就会出现龋齿。

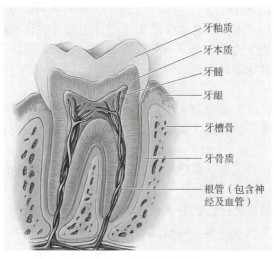

图1-4-2 牙齿的构造

(1) 乳牙的萌出。新生儿有 20 个乳牙的牙胚，乳牙牙胚在胎儿 5 个月时钙化，一般在生后 6~8 个月时萌出，2 岁半左右出齐，包括 8 个切牙、4 个尖牙、8 个乳磨牙。乳儿最先长 2 个下中切牙。

乳牙的特点是：牙釉质较薄，牙本质软脆，牙髓腔大，易患龋齿。龋齿在学前儿童当中是常见的。有人认为乳牙坏了没关系，过几年就换新牙了，因而不重视龋齿病，这是很不对的。龋齿会引起剧痛，影响咀嚼，加重胃的负担引起消化不良；还能引起其他组织器官如心脏、关节、肾等的疾病；引起牙髓炎和牙周炎；影响换牙的正常进行（晚出或错位）。

乳牙的生理功能是：咀嚼食物，帮助消化；促进颌骨的发育；有助于正常发音；诱导恒牙的正常萌出，防止牙齿排列不齐。

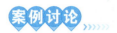

最近，王老师发现彤彤小朋友不好好吃饭，一到吃饭时间，彤彤总是找各种理由不愿意吃，王老师怎么劝也不愿张口。在追问下得知，原来是他一咬东西牙就疼，老师发现彤彤的牙齿有 13 颗已经明显发黑。与彤彤奶奶沟通后得知，彤彤父母不在身边，爷爷奶奶比较娇惯他，一哭闹就给买糖吃、买饮料喝，而且从来不漱口，也不刷牙，彤彤奶奶说是牙齿被虫蛀了，王老师建议彤彤奶奶带孩子去医院进行治疗。

如果你是王老师，你将如何向彤彤奶奶解释孩子患龋齿的原因，牙齿真的是被虫子蛀了？请用消化系统科学知识分析龋齿的形成原因，讨论如何纠正彤彤奶奶的观念误区，并向其普及保护牙齿的科学方法，以及如何养成良好的口腔卫生习惯。

党的二十大报告中指出要"以科学的态度对待科学"，请你结合本案例，谈谈幼儿教师应如何运用科学知识，引导家长科学育儿。

(2) 换牙。在乳牙萌出过程中，恒牙已开始发育。在恒牙逐渐发育完成的过程中，乳牙牙根开始逐渐被吸收，于是乳牙逐渐松动脱落，恒牙露出牙槽，这个生理过程叫换牙。换牙的顺序与乳牙萌出的顺序基本上是一致的。恒牙一般从 6 岁萌出，渐次与乳牙交换，13 岁左右全部换完。恒牙中有 20 个与乳牙交换。还有 12 个磨牙是从乳牙后方增生出来的，从外向里依次是第一恒磨牙，第二恒磨牙，第三恒磨牙。6 岁左右最先萌出的恒牙是第一恒磨牙（4 个），长在乳磨牙后面，并不与乳牙交换，又称六龄齿。六龄齿萌出后，乳牙松动先后脱落，逐渐换上恒牙。第三恒磨牙通常在成年后长出（故称智齿），但有人终生不出。所以，成人恒牙个数在 28~32 颗。如果乳牙患有龋齿，将影响乳牙牙根的吸收，使乳牙不能及时脱落，必然导致恒牙排列不齐。

2. 舌

舌是一个肌性器官，由舌黏膜和舌肌构成。舌黏膜上面布满了味蕾，能够感受化学物质的刺激，从而辨别出食物的味道；舌肌能自由伸缩和卷曲，具有搅拌食物、帮助吞咽和辅助发音的功能。

学前儿童舌短而宽，舌肌灵活性差，对食物的搅拌和帮助吞咽能力不足。

3. 唾液腺

唾液腺有三对，分别是腮腺、颌下腺和舌下腺，其中腮腺最大。唾液腺分泌的唾液由导管流入口腔。唾液主要成分是水、唾液淀粉酶和溶菌酶，分别具有湿润口腔黏膜、润湿和溶解食物、分解淀粉和杀菌的作用。

学前儿童唾液腺在初生时已形成，但唾液分泌少，口腔比较干燥。3~6 个月发育完善，唾液分泌增加，6~7 个月更加旺盛，但由于此时学前儿童口腔较浅，吞咽能力又差，唾液往往流到口腔外面,这种现象称"生理性流涎",可随着年龄增长而逐渐消失。随着唾液量的增加,学前儿童对淀粉类食物消化能力增强。

(二) 食管

食管为一肌性管道,是消化道最扁窄的部分,长约25厘米,沿脊柱前方气管的后方下降,上连咽,下接胃的贲门。食物在口腔被初步消化后经吞咽进入食管,再通过食管的蠕动送入胃中。

学前儿童的食管相对成人短而窄,黏膜薄嫩,管壁肌肉组织及弹性纤维发育较差,易于损伤。

(三) 胃

胃是消化道中最膨大的部分,胃的入口叫贲门,出口叫幽门。胃的功能是容纳和暂时储存食物,初步消化食物,搅磨和推送食物,吸收少量的水分、酒精、无机盐和药物等小分子物质。

胃壁主要由平滑肌组成,从外到内分浆层、肌层、黏膜下层和黏膜四层。胃的肌层十分发达,从而使胃的收缩强而有力。胃黏膜呈淡红色,在空胃时黏膜有许多皱襞。在胃黏膜中有胃腺,能分泌胃液,主要成分是胃蛋白酶、盐酸和黏液等。胃蛋白酶能在酸性环境中($pH = 2 \sim 3$)将蛋白质进行初步分解。盐酸能为胃蛋白酶提供合适的环境,还能杀灭进入胃内的细菌,并能在进入小肠后,刺激胰液、肠液和胆汁的分泌。黏液呈弱碱性,保护胃黏膜不受胃酸侵蚀,还能滑润黏膜。

食物进入胃后,胃能产生蠕动,使胃液和食物混合形成食糜,便于消化酶发挥作用,并且把食物推向幽门部,然后经幽门进入十二指肠。食糜进入十二指肠的过程,叫作胃的排空。胃的排空时间与食物的量、质和胃的运动有关。一般情况下,水约10分钟,糖类食物2小时以上,蛋白质2~3小时,脂肪则5~6小时。通常,人们食用混合性食物,胃的排空时间4~5小时。

学前儿童胃容量较小,随年龄增长逐渐增大。胃黏膜薄嫩,胃壁肌肉、弹力纤维发育差,伸展性和蠕动功能较差,胃腺数目少,分泌的消化液酸度低,消化酶少,故学前儿童胃的消化能力较弱。

乳儿的胃呈水平位,贲门比较松弛,吃奶时如果过多地吞咽空气或喂奶后振动胃部,就容易发生溢奶。为了减少漾奶,喂过奶,让婴儿伏在大人的肩头,轻轻拍他的背,让他打个嗝排出咽下的空气,然后再躺下(避免仰卧),就可以减少漾奶。

(四) 肠

1. 小肠

小肠上接幽门下续盲肠,是消化道中最长的一段,长5~6米,是消化食物和吸收营养最重要的部分。小肠自上而下分为十二指肠、空肠和回肠三部分。十二指肠的内壁有胰腺管和胆总管汇合的开口,胆汁和胰液由此流入十二指肠内。小肠壁的黏膜和黏膜下层向肠腔突起形成许多环状皱襞,在皱襞的表面有许多细小的突起(小肠绒毛),以增加小肠黏膜的面积。绒毛中有血管、神经、毛细淋巴管和少量平滑肌,可以左右摆动和上下收缩,使食糜在小肠停留的时间很长。这些都提高了肠壁对营养物质的吸收效率。小肠壁黏膜内有肠腺,分泌的肠液呈弱酸性,含有淀粉酶、肠肽酶、脂肪酶等多种消化酶,与胰液、胆汁共同完成消化作用。

小肠的主要功能是消化食物,吸收营养。水、无机盐、维生素由小肠直接吸收入血;糖、脂肪和蛋白质被分解后由小肠吸收。营养物质的吸收途径不同,脂肪分解产物脂肪酸和甘油要吸收进入毛细淋巴管。蛋白质和糖类分解产物吸收进入毛细血管。

2. 大肠

大肠是消化道的末段，起于回肠，终于肛门。口径较粗，肠壁较薄，全长约1.5米，呈"门框"状围绕在小肠周围，分为盲肠、结肠、直肠。盲肠是大肠起始部分，在腹腔的右下部，上面连着阑尾（一条细小的盲管），当食物残渣、寄生虫、细菌等侵入阑尾时，可诱发阑尾炎。结肠分为升结肠、横结肠、降结肠和乙状结肠四个部分。直肠为大肠的末段，下端以肛门而终。

大肠的主要功能是暂时储存食物残渣和吸收残余的水分，还可吸收无机盐和部分维生素，大肠内有数万个细菌，某些细菌能利用肠内简单的物质合成维生素B、复合维生素K等。

学前儿童的肠管相对较长，其总长度是身长的6倍，成人仅为4.5倍。肠黏膜上有丰富的血管和淋巴管，肠壁薄，管径宽，肠壁上绒毛数几乎和成人相等。所以，学前儿童肠的吸收能力较强。一旦发生消化道感染，肠内的细菌或毒素也容易进入血液，加重病情。

学前儿童肠壁肌肉组织和弹性纤维发育较差，肠蠕动比成人弱，食物通过较慢，大肠吸收多量水分，易造成便秘。此外，学前儿童肠的固定性差，故也容易发生肠套叠、脱肛等疾病。

二、学前儿童消化腺的特点

（一）肝脏

肝脏是人体内最大的消化腺，位于腹腔右上部，棕红色，质软而脆，呈楔形，分为左、右两叶。左叶小而薄，右叶大而厚。正常情况下，成人的肝脏在右肋弓里面，一般从腹部不易摸到。小儿的肝下缘的位置较低，露出于右肋弓下属正常情况。肝的主要功能包括分泌胆汁（有利于脂肪的消化，维生素A、D、E、K的吸收）、储存养分、解毒（酒精、药物等），还有造血、参与物质代谢等。

学前儿童的肝脏相对较成人大，5~6岁时肝脏占体重3.3%，成人仅占2.8%。正常3岁以下小儿，于肋弓下可摸到肝脏的下缘，距肋弓1~2厘米。4岁以后就摸不到了。小儿肝细胞发育不健全，肝功能也不完善，因此，肝分泌胆汁较少，对脂肪的消化能力较差；肝糖原贮备少，饥饿时容易出现头晕、心慌、出冷汗等低血糖症，严重时还会出现休克。肝脏的解毒能力不如成人，所以要慎用药物；肝脏抵抗感染的能力较差，但幼儿新陈代谢旺盛，肝细胞再生能力强，患肝炎后恢复较快。

（二）胰腺

胰腺是人体第二大消化腺，位于胃的后方。具有外分泌和内分泌的双重功能。胰腺外分泌的功能是分泌的胰液（最具消化力的消化液），含有胰淀粉酶、胰脂肪酶、胰蛋白酶等，可分解蛋白、糖类和脂肪。胰腺内分泌的功能是分泌胰岛素和胰高血糖素，可调节血糖的代谢，使血糖保持相对稳定。

学前儿童的胰腺很不发达，出生时重2~3.5克，4~5岁重约20克，而成人重65~100克。学前儿童胰腺分泌的消化液及消化酶较少。对淀粉、脂肪类食物消化能力仍较差。胰腺内富有血管及结缔组织，实质细胞较少，分化不全，极易受炎热气候及各种疾病影响而被抑制，最终导致消化不良。但随着年龄增长，胰腺的结构和功能不断完善。

任务二 学前儿童消化系统常见意外疾病和生活保育

学前儿童消化系统的保育措施

请扫码观看视频，完成表1-4-2消化系统学习任务单（二）。

表1-4-2 消化系统学习任务单（二）

案例名称			
案例内容			
案例分析	发生原因	主观原因	
		客观原因（生理特点）	
	解决方法	急救措施	
		日常保育措施	衣（穿着）
			食（饮食）
			住（环境）
			用（物品）
			行（活动）

注：1. 案例为发生在幼儿身上的关于消化系统的案例，可以是意外、疾病，也可以是有待解决的某些现象和疑问。

2. 在分析主观原因时，从幼儿自身、家长（家庭）、教师（幼儿园）、社会等方面分析。在分析客观原因时，从幼儿消化系统（器官）的生理特点进行分析。

3. 解决方法中急救措施栏填写案例发生后第一时间的急救措施——可以挽救生命，将伤害降到最低；日常保育措施栏填写在幼儿日常生活中的保育措施，防止此类事件再次发生。

一、学前儿童消化系统常见意外疾病

（一）消化道异物

1. 原因

幼儿就餐时由于神经系统不尽完善，调节机制较差，如果没有好的进餐习惯和秩序，吃饭讲话、打闹、不专心，容易将鱼刺、枣核、鸡骨等卡在咽部，有时会沿着食道顺利入胃。异物若卡在咽部，常扎在扁桃体上或其附近，引起疼痛，吞咽时疼痛更加剧烈，致使进食困难。异物若停留时间过长，还会引起局部发炎，严重的会导致食道穿孔。

2. 处理

一旦发现咽部异物，老师应细心了解情况，让幼儿张开嘴仔细察看，或带到保健室处理，用镊子将卡在咽部的刺取出。若无法取出，应立即去医院处理。发生这种情况后老师不能让患儿硬吞食物，硬吞可能将异物推向深处，若扎破大血管，十分危险。

异物掉进胃里，若患儿有疼痛或吞下去的异物是尖锐的物品，应立即送医；若吞咽一些光滑的异物，患儿又无明显的症状，一般说来不会引起严重的后果。但不应限制患儿的饮食，也不应服泻药。饮食过少，胃蠕动减少，可拖延异物排出体外；泻药可加快肠壁收缩，有时能促使异物损坏肠壁。正确的做法是给患儿吃软面包、稀饭等，让食物把异物包起来，以防止胃、肠壁受到损坏，并要观察患儿的大便，直到异物被排出体外。若较长时间异物仍没排出，应去医院治疗。

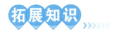

误服毒物

（二）龋齿

龋齿俗称"虫牙"，是牙齿硬组织逐渐被破坏的一种慢性疾病。龋齿影响儿童的咀嚼、消化、吸收和生长发育，还会引起牙髓炎、牙槽脓肿等并发症。乳牙患龋齿会造成乳牙过早丢失，进而影响恒牙的萌出。

1. 病因

（1）口腔中细菌的破坏作用。变形链球菌和乳酸杆菌在口腔的残留食物上繁殖产酸，酸使牙釉质脱钙，形成龋洞。

（2）牙齿上的食物残渣。尤其是糖类残渣是造成龋齿的重要因素之一。

（3）缺乏营养。维生素 D 和矿物质（钙、磷、氟）摄入不足使儿童牙齿钙化不良，缺乏抗龋能力。

（4）牙齿排列不齐。牙齿排列不齐，不易刷净，容易患龋齿。

2. 症状

根据龋洞深浅和龋洞距牙髓的远近可分为 5 度。1 度龋无自我感觉；2 度龋对冷热酸甜刺激有过敏反应；3 度龋刺激反应更加明显；4 度龋即牙本质深层龋，并伴有牙髓发炎，脓液积聚在髓腔内压迫神经末梢，可引起剧烈疼痛和肿胀；5 度龋为残根。

3. 治疗

乳牙患龋齿，进展较快，不仅影响咀嚼功能，还可影响恒牙的正常发育，应及早治疗。

4. 预防

随着人们生活水平的提高及饮食结构的变化，龋齿的发病率呈逐年上升趋势，世界卫生组织已将龋齿列为仅次于癌症和心血管疾病的第三大非传染性疾病。我国政府对牙病的预防工作十分重视，1989 年，由卫生部、国家教委等部委联合签署，确定每年的 9 月 20 日为"全国爱牙日"。

（1）注意口腔卫生。从小养成饭后漱口、早晚刷牙的好习惯，及时清除口腔中食物残渣和细菌。临睡前不要再吃东西。

（2）合理营养，多晒太阳，使牙釉质正常钙化，增强抗酸能力。

（3）预防牙齿排列不齐。用奶瓶喂奶，不要使瓶口压迫乳儿牙龈；不吸吮干橡皮奶头；纠正吸吮手指、咬铅笔头等不良习惯，以避免影响颌骨的正常发育。若颌骨发育不正常，会导致牙齿排列不齐。在换牙期间，若恒牙已萌出，乳牙滞留，形成的"双排牙"，应及时拔去滞留的乳牙，使恒牙的位置正常。

（4）定期检查口腔。早发现早治疗。

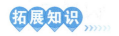

肠套叠

（三）腹泻

腹泻是儿童时期的常见病，也是许多其他疾病的并发症。多见于 5 岁以下的学前儿童。婴幼儿时期需要较多的营养物质，但学前儿童消化系统不完善，所以胃肠负担较重，加上免疫功能亦不完善，因此容易发生腹泻。对于发育迅速的学前儿童来说，腹泻严重影响了机体对营养的吸收；严重腹泻时，由于机体脱水，可影响到生命。其病死率 1%～2%，对儿童健康和生命的威胁仅次于儿童肺炎，被我国列为儿童保健重点防治的"小儿四病"（佝偻病、缺铁性贫血、肺炎、腹泻）之一。

1. 病因

婴幼儿腹泻可分为感染性与非感染性两大类。急性感染性腹泻即急性肠炎，在儿童腹泻中占重要位置。

（1）非感染性腹泻。非感染性腹泻又称消化不良，多由喂养不当所引起，如进食量过多，食物不易消化等。腹部受凉，或吃冷食冷饮过多，致肠蠕动加快，也可导致腹泻。此外，个别儿童对牛奶过敏也可致腹泻。

（2）感染性腹泻。由于食物或食具等被病菌或病毒污染，引起胃肠炎，多发生在夏秋季。秋季，因病毒感染所致的腹泻，称为秋季腹泻，容易在托幼机构的学前儿童中流行。

（3）症状性腹泻。肠道外感染，如感冒、中耳炎、肺炎等引起消化功能紊乱而导致腹泻。

2. 症状

（1）轻者一日泻数次，大便呈稀糊状或蛋花汤样，体温正常或低热、不影响食欲。

（2）重者一日泻十余次或几十次，大便呈黄色水样，有黏液，尿量减少或无尿，食欲减退，伴有频繁呕吐。因机体丢失大量水分和无机盐而发生脱水、酸中毒。表现为眼窝凹陷、口唇干裂，精神萎靡。严重时出现高热、呼吸障碍、嗜睡和昏迷，甚至发生惊厥，危及生命。

3. 护理

（1）注意腹部保暖，每次便后用温水洗净臀部。

（2）注意调节饮食。腹泻不仅影响营养物质的吸收，还可消耗体内原有的物质。烹调宜软、碎、烂，少食多餐。

（3）已有脱水，无论程度轻重，均应立即送医院治疗，及时补液。

4. 预防

（1）提倡合理喂养。提倡母乳喂养，合理添加辅食，给婴儿加辅食要由少到多，每次只添加一种新食品；合理断奶，严寒、酷暑不宜给乳儿断奶；夏季要勤喂水，不可将乳儿口渴误当成饥饿，而喂过量乳汁。

（2）要悉心照料婴幼儿，避免腹部着凉。

（3）注意饮食卫生。保证食品的新鲜，生熟食品要分开；注意饮用水的消毒和保洁，对食具、毛巾、玩具、便盆等经常消毒。保教人员和食堂工作人员要严格执行消毒常规。

（4）隔离消毒。当发现腹泻患儿时，应进行隔离治疗，患儿所用的毛巾、尿布、便盆等要彻底消毒，避免交叉感染，造成流行。

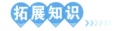

手足口病

其他常见疾病

二、学前儿童消化系统的生活保育要点

（一）保持口腔与牙齿的清洁卫生

乳牙不仅是学前儿童的咀嚼器官，同时还对促进颌骨的发育和恒牙的正常萌出具有重要作用。乳牙要使用6~10年，因此必须让学前儿童从小养成保持口腔清洁，保护牙齿的好习惯。

1. 养成漱口、刷牙的好习惯

吃奶的婴儿，在两次喂奶之间可喂点温开水。2岁左右便可培养饭后用温水漱口的习惯，及时清除掉口腔里的食物残渣，预防龋齿。3岁左右就要培养学前儿童晨起和睡前各刷一次牙的习惯。大人应为学前儿童选择刷头小、毛软、两排毛的儿童牙刷，刷前用热水泡一下使刷毛柔软，牙膏要选含少量氟的（可以坚固牙齿），但多了会形成牙斑，牙膏用量要少，尽量选用食品级原料制成的，以免吞咽后有不良影响。同时，要耐心教会学前儿童正确的刷牙方法（图1-4-3）。

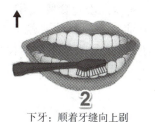
下牙：顺着牙缝向上刷

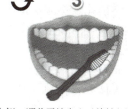
内侧：顺着牙缝向上（旋转）刷

上牙：顺着牙缝向下刷

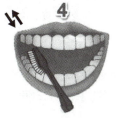
牙合面：来回刷

图 1-4-3　正确的刷牙方法

2. 不吃过于冷热的食物，不咬坚硬的东西

乳牙牙根浅，牙釉质也不如恒牙坚硬，吃太冷太热的食物或冷热交替着吃，有可能使牙釉质发生裂痕。咬坚硬的东西牙齿也容易被硬东西硌伤，一旦硌伤了就不能重新长好。受了损伤的牙齿更易生龋齿。所以，要教育学前儿童不要用牙齿咬硬果壳等硬东西。

3. 预防牙列不齐

学前儿童牙齿排列不齐，会失去和谐自然的面容，还会影响到咀嚼和说话，更易生龋齿。所以给婴儿喂奶，要坐起来；人工喂养时，奶瓶注意不要过分上翘或下压，更不要让孩子自己抱着奶瓶。在学前儿童换牙期，及时拔掉滞留的乳牙，使恒牙正常萌出。换牙期间告诉孩子不要舔新牙；教育孩子不要吸吮手指、托腮、咬下嘴唇、咬手指甲、咬其他硬物等，以免牙齿外翘。

4. 合理营养和户外活动

牙齿的主要成分是磷酸钙，学前儿童需要从富含钙、磷的食物中摄取。经常参加户外活动，可使皮肤经阳光中的紫外线照射后产生维生素 D，能促进钙、磷的吸收和利用。

5. 定期检查牙齿

学前儿童每半年应该检查一次牙齿。保教人员在晨、午检时，也要注意儿童的牙齿，及时发现问题及早处理。

（二）培养良好的饮食和卫生习惯

学前儿童的食量和饭菜的烹调都要符合学前儿童消化系统的特点。在安排组织学前儿童膳食时，应该注意选配体积小、质量高、易消化的食物。为了保证学前儿童消化系统的健康和供给学前儿童生长发育所需要的营养，要培养学前儿童良好的饮食和卫生习惯。

1. 细嚼慢咽

细嚼慢咽不仅使食物被磨得更细碎，与唾液充分混合，而且还减轻了胃的负担，使消化吸收更完善。充分咀嚼使面部肌肉发达,避免食管损伤,唾液分泌得多,患胃溃疡和阑尾炎的概率就会减少,还可预防肥胖症。因此要教育幼儿吃饭不要狼吞虎咽、囫囵吞枣,养成细嚼慢咽的好习惯。在组织学前儿童进餐时,不要催促孩子快吃,更不要搞吃饭比赛。以免加重胃肠负担。

2. 定量定时

学前儿童不应吃得太多,否则造成消化不良。暴饮暴食导致胃胀积食,甚至发热腹泻,影响正常生活和生长发育。幼儿园要与家长密切配合,培养学前儿童按时吃饭和不吃零食的好习惯。

3. 不挑食、偏食

人体需要各种养料,任何一种食物中都不能包含人体所需要的全部营养成分。为了满足学前儿童身体生长发育的需要,应让孩子养成不挑食、不偏食的习惯,如缺钙、铁、锌会影响学前儿童生长发育。学前儿童尽量不吃零食,特别是饭前半小时不吃零食,以免影响孩子吃饭的胃口。

4. 注意饮食卫生

学前儿童的餐具要每餐消毒,水果要洗净削皮(去农残),买回的熟食要加热(杀病菌),不吃腐烂变质的食物,饭前便后要洗手,防止病从口入。组织学前儿童进餐时,保教人员不要打扫卫生,以免尘土飞扬。

(三) 保持愉快情绪安静进餐

组织学前儿童进餐时,可放些轻松愉快、悠扬悦耳的音乐,增进食欲。当精神不愉快时,促进胃液分泌的神经会被抑制,胃液分泌减少,从而降低食欲。所以,饭前和饭中都不应指责学前儿童行为上的问题,让幼儿保持愉快情绪进餐,以免影响食欲。保持安静就餐,不说笑打闹,可防止食物误入气管而伤害学前儿童。

(四) 饭前饭后不做剧烈运动

剧烈运动时,血液大量涌入运动器官,胃肠里的血液就会减少,同时促进消化液分泌的神经被抑制,消化液分泌也减少,因而不能很好地消化食物。此外,饭后胃肠里充满了食物,由于重力的影响,运动时对胃肠的振动又较大,可能把联系胃肠的系膜拉紧,产生肠扭转,胃下垂等疾病。所以饭前应安排学前儿童在室内进行较安静的活动,饭后 1 小时左右再进行体育活动。饭后不宜立即睡午觉,最好组织学前儿童散步 15~20 分钟再睡。

(五) 培养定时排便习惯

对过了 6 个月的婴儿就可逐步训练定时大便的习惯。定时排便既可预防便秘又有利于保教人员的管理。经常组织学前儿童参加户外活动和体育锻炼,多吃膳食纤维丰富的食物(如水果蔬菜及粗粮),多喝开水,预防便秘。

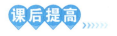

完成消化系统思维导图

项目五

泌尿系统

▶ 学习目标

1. 知识目标
能叙述泌尿系统的结构和功能;能描述学前儿童泌尿系统的生理特点及保育方法。

2. 能力目标
能分析学前儿童遗尿症、泌尿系统感染等常见疾病发生的原因,能提出正确的生活保育措施并进行预防和护理。

3. 素质目标
通过"限制幼儿排尿"案例讨论,使学生认识到学前儿童泌尿系统的结构和功能遵循科学发育规律,相信科学,尊重科学,科学保育有益于幼儿的身心发展,违背科学对幼儿身心伤害巨大。

任务一　学前儿童泌尿系统特点

请扫码观看视频，完成表 1-5-1 泌尿系统学习任务单（一）。

学前儿童泌尿系统的特点及保育措施

表 1-5-1　泌尿系统学习任务单（一）

想一想	同学们，你了解学前儿童的泌尿系统吗？你知道下面这些问题的答案吗？
	1. 去医院体检为什么要化验尿液成分，而且是晨尿？
	2. 学前儿童为什么每天要少量多次喝水？
	3. 给婴儿长时间用纸尿裤好不好？婴幼儿长期穿开裆裤好不好？
	4. 为什么女童比男童更易患尿路感染？
问一问	同学们，请你将自己感兴趣的关于泌尿系统的问题记录下来，以便在课堂讨论。

备注：请同学们课前预习本任务点的内容，并完成以上表格内任务。

泌尿系统由肾脏、输尿管、膀胱和尿道等组成（图1-5-1），其功能依次可以概括为泌尿、输尿、储尿、排尿。人体通过排尿不仅排出了在代谢过程中产生的废物，而且调节了体内水盐平衡，对保持体内环境的相对稳定，维持组织细胞的正常生理机能起着非常重要的作用。

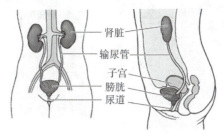

图1-5-1　泌尿系统（女性）

一、学前儿童泌尿系统的特点

1. 肾脏

肾脏位于腹腔后壁，左右各一，似蚕豆，外缘突出，内缘凹陷，凹陷的部分叫肾门。肾的血管、淋巴管、神经、输尿管由此出入。

肾脏由肾实质和肾盂两部分组成（图1-5-2）。肾实质分内外两层：外层为皮质，内层为髓质。每个肾的实质由100多万个肾单位构成。它包括肾小体和肾小管。肾小体内有一个毛细血管团，称为肾小球，它由肾动脉分支形成。肾小球外有肾小囊包绕。肾小囊分两层，两层之间有囊腔与肾小管的管腔相通。肾小管汇成集合管。若干集合管汇合成乳头管，尿液由此流入肾小盏。

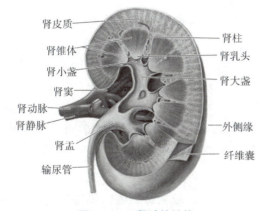

图1-5-2　肾脏的结构

尿液的生成：当血液流经肾小球时，除了血细胞和大分子蛋白质以外，其他大部分物质都被过滤到肾小囊中，形成原尿。原尿流经肾小管时，其中对身体有用的物质，如大部分的水分、葡萄糖、无机盐等，被重新吸收回血液，剩下的水分及对身体有害的物质（废物、尿酸、尿素等）则经肾小管集合管流入肾盂，形成终尿（图1-5-3）。

学前儿童的肾脏正处于生长发育之中，功能不完善。年龄越小，未成熟的肾单位越多，肾小球的过滤作用和肾小管的再吸收功能较差，对尿的浓缩和吸收能力较差，且年龄越小越明显。3岁以后，易患急性肾炎（浮肿、血尿、高血压）。

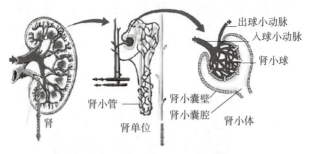

图 1-5-3　尿的形成过程

2. 输尿管

输尿管是一对细长的用于输送尿液的肌性管道，长约 30 厘米。上端始于肾盂，下端开口于膀胱。输尿管壁由平滑肌组成，通过蠕动把肾盂中的尿液源源不断地输送到膀胱。

学前儿童输尿管的管壁肌肉及弹性纤维发育较差，弯曲度较大，容易被压扁而扭转，发生尿路梗阻，而且容易感染。

3. 膀胱

膀胱位于盆腔内，与输尿管、尿道相通，是储存尿液的囊状肌性器官。其形状、大小和位置均随尿液充盈的程度而变化。成人容量一般为 300~500 毫升（最大可达 800 毫升）。新生儿的膀胱容量约为成年人的 1/10。

学前儿童膀胱壁的肌肉层较薄，弹性纤维发育不完善，储尿机能差，膀胱的容量小，所以排尿次数较多，且年龄越小，次数越多，易发生夜间遗尿现象。

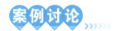

最近，实习老师李老师在幼儿园中班实习，她观察发现，主班老师在组织教育活动过程中总是限制班里小朋友排尿，李老师问主班老师为什么要限制小朋友上厕所排尿，她说："我喝完水都不尿，他们怎么可能要尿，都是想去厕所玩水，不想参加活动。"但是李老师发现班里一部分小朋友不愿意喝水了，她了解后得知，小朋友怕喝了水老师不让上厕所排尿，尿湿裤子。

请问：主班老师限制幼儿上厕所排尿的做法对吗？请用泌尿系统知识分析原因，讨论主班老师做法对幼儿身体的伤害，并说说主班老师保育观念有什么问题。

4. 尿道

尿道起于膀胱，止于尿道外口，是从膀胱通向体外的管道。男性尿道细长，约 20 厘米，兼有排精的功能，女性尿道较短，为 3~5 厘米，且尿道口接近肛门，故容易受感染。

学前儿童的尿道较短（尤其是女孩），黏膜薄嫩，又跟外界相通，易受感染。刚出生的男孩，尿道长 5~6 厘米，生长速度慢，直到青春期才显著增长。刚出生女孩尿道更短，只有 1~2 厘米，再加上尿道口离阴道口、肛门口很近，若不注意外阴部卫生，更容易发生尿路感染。感染后细菌经尿道上行，可引起膀胱炎、肾盂肾炎等。

任务二 学前儿童泌尿系统常见疾病和生活保育

泌尿系统学习任务单（二）如表 1-5-2 所示。

表 1-5-2 泌尿系统学习任务单（二）

案例名称			
案例内容			
案例分析	发生原因	主观原因	
		客观原因（生理特点）	
	解决方法	急救措施	
		日常保育措施	衣（穿着）
			食（饮食）
			住（环境）
			用（物品）
			行（活动）

注：1. 案例为发生在幼儿身上的关于泌尿系统的案例，可以是意外、疾病，也可以是有待解决的某些现象和疑问。

2. 在分析主观原因时，从幼儿自身、家长（家庭）、教师（幼儿园）、社会等方面分析。在分析客观原因时，从幼儿泌尿系统（器官）的生理特点进行分析。

3. 解决方法中急救措施栏填写案例发生后第一时间的急救措施——可以挽救生命，将伤害降到最低；日常保育措施栏填写在幼儿日常生活中的保育措施，防止此类事件再次发生。

一、学前儿童泌尿系统的常见疾病

(一) 泌尿系统感染

1. 病因

学前儿童泌尿系统感染是儿童时期的常见病、多发病，如治疗不及时，可能转成肾炎，甚至肾功能衰竭。学前儿童泌尿系统感染主要为细菌感染，最常见是大肠杆菌在尿液中繁殖损伤尿路黏膜所致，表现为尿频、尿急、尿疼、遗尿。年龄越小，尿路刺激越不典型，其表现为发热以及新生儿喂食困难、病理性黄疸，甚至体重不增等。此外，还有一些儿童并无症状，尿常规筛查可发现尿检异常。

泌尿系感染还经常有一些潜在病因，如泌尿系梗阻、畸形、膀胱输尿管反流等。特别是膀胱输尿管反流，由于膀胱输尿管连接部瓣膜作用不全，以至于尿液自膀胱反流入输尿管、肾盂，这引起小儿反复的泌尿系感染。感染的尿液反流入肾组织，引起肾实质损害，可导致肾瘢痕形成、肾脏发育迟缓，最终可导致成人后发生高血压和终末期肾脏病。

2. 保育

(1) 注意锻炼身体，增强体质，改善机体的防御功能，消除各种诱发因素。

(2) 改变不良的卫生习惯，教育孩子不要憋尿，因为憋尿会给细菌生长繁殖的机会；教育孩子特别是女孩大便后擦拭的正确方法，避免大便污染尿道。

(3) 患了泌尿系感染，饮食要清淡，忌辛辣刺激食物，多吃蔬菜和水果。要注意休息，多饮水，勤排尿。

(二) 遗尿症

遗尿症，又称"尿床"，是指3周岁以上儿童在睡眠中小便自遗，醒后方知的一种病症。3岁以下儿童遗尿并非病态，这是因为3岁以下儿童大脑排尿中枢发育未健全，排尿习惯尚未养成所致。若3~5岁以后仍不能自己控制排尿，夜寐自遗，则应视为遗尿症。大多发生在夜间，也可在白天（较少见）。

1. 病因

儿童尿床的常见原因：遗传因素、疾病及生理因素、精神因素、排尿习惯训练不当、患儿睡眠过沉、环境因素等，遗尿症其症状因人而异。

遗尿临床分为原发性（功能性）遗尿症和继发性（器质性）遗尿性。原发性（即功能性）遗尿症：是指因为家族遗传，患儿疲劳睡眠过度，或因精神过分紧张，或者因为大脑中枢与膀胱尿意神经反射功能不全所引起的遗尿。继发性（即器质性）遗尿症：是指患儿因后天患某些疾病引起。如脑膜炎，癫痫病，脑外伤，脊柱外伤，或因尿崩症，隐性脊柱裂泌尿畸形引起膀胱括约肌开闭功能失调所致遗尿。

2. 保育

继发性遗尿在处理原发疾病后症状即可消失，原发性遗尿症的治疗首先要取得家长和患儿的合作，建立信心，坚持憋尿，屏气止尿功能训练。指导家长安排适宜的生活制度，绝对不能在小儿发生遗尿时加以责骂、讥讽、处罚等，否则会加重患儿心理负担。中午应适当休息，为增加膀胱容量，可适当有意延长排尿时间，排尿时，争取尽力排尽。晚饭后，不易进行兴奋活动。睡前排尿，睡熟后父母可在其经常遗尿时间之前叫醒，使其习惯于觉醒时主动排尿。

二、学前儿童泌尿系统的生活保育要点

（一）培养学前儿童定时排尿的习惯，防止遗尿

新生儿无自觉排尿的能力。3个月起可培养学前儿童定时排尿习惯（把尿）。1岁左右可训练对排尿的主动控制，但要掌握好"度"，防止尿频和憋尿。学前儿童每天排尿6～7次，因而教师在组织活动前、睡觉前等应让学前儿童主动排尿。对有尿床习惯的学前儿童，要做好遗尿的防范工作，为其安排合理的生活制度（睡前避免喝过多汤或水）。必要时可就医治疗，万不可责罚歧视加重其心理负担。

（二）供给充足的水分，及时排出废物

每天要让幼儿喝适量的白开水，保证体内废物能及时随尿排出。另外，尿液是自上而下流动，充足的尿液对输尿管、膀胱、尿道有冲刷作用，可以减少泌尿系统上行性感染。幼儿期还缺乏自我照顾的能力，玩得正高兴时，即使渴了也会忘记喝水，因而幼儿教师要提醒幼儿喝水。

（三）保持会阴部清洁卫生，预防尿道感染

学前儿童应每晚清洗会阴部，女孩尤其要注意，毛巾、脸盆应专人专用；不让幼儿坐地，1岁后尽量不穿开裆裤；学前教育机构的厕所、便盆要每天洗刷消毒；教会学前儿童便后正确擦屁股的方法。

（四）注意观察尿液

尿液的颜色、气味能直接反映尿液的成分和泌尿系统的异常，还能间接反映身体其他病症，若发现尿液异常应及时就医治疗。

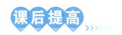

完成泌尿系统思维导图

项目六

神经系统

学习目标

1. 知识目标

能叙述神经系统的结构和功能；能描述学前儿童神经系统的生理特点及保育方法。

2. 能力目标

能分析学前儿童晕厥、惊厥、中暑等常见意外疾病发生的原因，能提出正确的生活保育措施并进行预防和护理。

3. 素质目标

通过"图图的城堡"案例讨论，让学生认识到人的大脑皮层有自己的活动规律，只有遵循大脑皮层的活动规律，才能有助于幼儿的生长和发育，有助于教师更顺畅地开展幼儿园保教工作。

任务一　学前儿童神经系统的特点

请扫码观看视频,完成表 1-6-1 神经系统学习任务单(一)。

神经系统的结构和活动方式

大脑皮质活动的规律

学前儿童神经系统的特点

表 1-6-1　神经系统学习任务单(一)

想一想	同学们,你了解学前儿童的神经系统吗?你知道下面这些问题的答案吗?
	1. 为什么人常说儿童是"三岁看大,七岁看老"?
	2. 学前儿童有必要进行右脑开发吗?
	3. 为什么托幼机构活动既要合理设置时长,还要以实践操作(游戏)为主?
	4. 学前儿童活动室内为什么要经常通风?
	5. 学前儿童如果饿晕,苏醒后为什么要喝糖水?
问一问	同学们,请你将自己感兴趣的关于神经系统的问题记录下来,以便在课堂讨论。

备注:请同学们课前预习本任务点的内容,并完成以上表格内任务。

一、神经系统结构和功能

神经系统是人体生命活动的主要调节机构,在生命活动的全部过程中直接或间接地起着主导的调节作用。

神经系统包括中枢神经系统和周围神经系统两部分(图1-6-1)。中枢神经系统包括脑和脊髓。脑是中枢神经系统的高级部位,位于颅腔内。脊髓是中枢神经系统的低级部位,位于脊椎内,主要起着上通下达的桥梁作用,把接受的刺激传到大脑,再把脑发出的命令下达到各个器官。周围神经系统包括脑神经、脊神经以及植物神经(又称自主神经),它们把中枢神经系统与全身各器官联系起来。

神经系统的基本结构和功能单位是神经元,也叫神经细胞。神经元由细胞体和突起两部分构成。突起分为树突和轴突两种(图1-6-2)。树突较短,有许多分支,能接受刺激。轴突也叫神经纤维,细而长,一个神经元通常只有一个轴突,可将神经冲动传给细胞体。在脊髓和脑中神经元的轴突的外围包有髓鞘,髓鞘有绝缘作用,可防止神经纤维在传导冲动时相互干扰(即防止"串电、跑电"),保证冲动传递迅速、准确。一个神经元的轴突末端与另一个神经元的细胞体或树突相接触,这个接触点称为突触,突触是信息传递的关键部位。通常,神经元的树突和细胞体接收信息,由细胞体对信息进行整合,然后再通过轴突将信息传导出去。

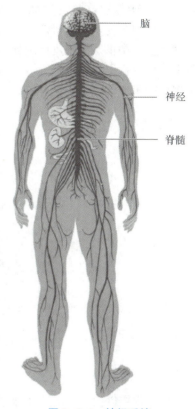

图1-6-1 神经系统

(一)中枢神经系统

1. 脑

脑位于颅腔内,正常人脑重量在1 200~1 500克。脑是中枢神经系统的高级部位,由大脑、小脑、间脑和脑干构成(图1-6-3)。

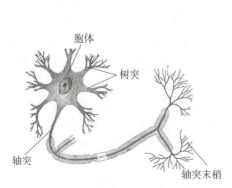

图1-6-2 神经元模式图

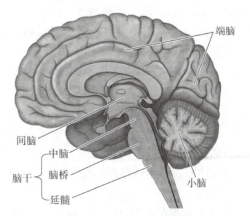

图1-6-3 脑的结构示意图

(1) 大脑。大脑是中枢神经系统中最高级的部分,是调节人体活动的最高中枢,是人体的"司令部"。大脑分左右两个半球,并借由神经纤维构成的胼胝体相连。人的大脑非常发达,是进行思维和意识活动的器官。

大脑半球表面覆盖着由灰质构成的大脑皮层,平均厚度2~3毫米。大脑皮层表面有许多凹陷的沟(深的称裂)和隆起的回,总面积约为2 200平方厘米。大脑皮层主要是由神经元的细胞体构成的,有140亿个左右的神经元。根据大脑皮层各部位的机能差异,可将大脑皮层划分为不同的机能区,叫作大脑皮层的功能定位(或称中枢),某个功能区就叫作某种反射的中枢。大脑皮层上比较重要的中枢有躯体感觉中枢、躯体运动中枢、视觉中枢、听觉中枢、言语活动中枢等。此外,还有很大一部分区域功能相当复杂,称为联合区。大脑皮层的机能定位不是绝对的,每一机能都与整个大脑皮层有关(图1-6-4)。

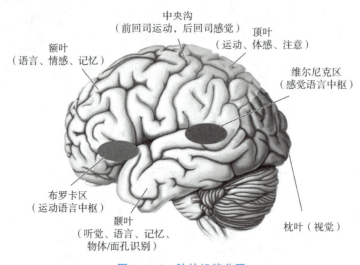

图1-6-4 脑的机能分区

大脑皮层以内为白质(大脑髓质),白质主要是由神经元的轴突(神经纤维)构成的。有的神经纤维把左右半球联系起来,有的把大脑与脑的其他部分联系起来,这样大脑皮质可以通过神经纤维来调节全身生命活动。

(2) 小脑。小脑位于脑干背侧,大脑后下方,分左右两个半球,主要有维持身体平衡、调节肌肉紧张、协调随意运动的功能。小脑若发生病变,闭目直立就站不稳,走路易跌倒,身体失衡,动作不协调,不精准。

(3) 间脑。间脑位于中脑上方,包括丘脑和下丘脑两部分。丘脑能对来自全身的传入信息进行较粗糙的分析、选择,是皮层下较高级的感觉中枢。当一侧丘脑损伤时,对侧肢体将发生感觉障碍。下丘脑是大脑皮层下调节植物性神经较高级的中枢,调节内脏活动、物质代谢;控制体温、调节摄食等;也是人对体外环境刺激发生情绪反应的高级调节部位。此外,还通过控制垂体的内分泌来调节其他内分泌腺的分泌活动。

(4) 脑干。脑干位于大脑之下,上连间脑,下接脊髓,背连小脑,自上而下包括中脑、桥脑和延脑。中脑保持肌肉紧张度,与维持身体平衡和姿势有关;桥脑调节面部感觉和肌肉运动;延脑中有调节生命活动的重要中枢,如呼吸、心跳等中枢,因此被称为"生命中枢"。

2. 脊髓

脊髓位于脊椎的椎管内,呈圆柱状,上连延髓(图1-6-5)。脊髓分为灰质和白质,具有传导功能和反射功能。灰质呈蝴蝶状,是神经元的细胞体集中的部位。白质位于灰质周围,是神经纤维聚集的地方,可以上下传导兴奋,当脊髓因损伤而横断时,上下神经兴奋的传导就会中断，使身体在损伤面以下的感觉和运动发生障碍，成为截瘫。在脊髓的灰质里有许多低级的神经中枢，可以完成许多基本的反射活动，如膝跳反射、排便反射、握持反射等。

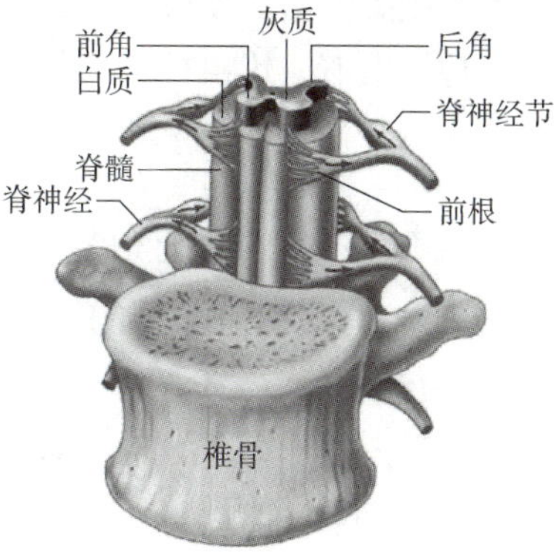

（二）周围神经系统

1. 脑神经

脑神经是指由脑和脑干发出的神经，共12对，主要分布在头、面部各器官，支配头部各器官的活动，并接收外界的信息，产生视觉、听觉、嗅觉、味觉等。只有迷走神经进入胸腔和腹腔，才能调节内脏器官的活动。

2. 脊神经

脊神经是指从脊髓上发出的神经，其由脊椎骨两侧的椎间孔传出，共31对。分布于躯干和四肢，调节躯干和四肢的活动。脊神经受到损伤后，会引起它们所支配的肌肉瘫痪、感觉麻木或者疼痛。

3. 植物神经

植物神经也叫自主神经，是从脑和脊髓上发出，分布于心肌、平滑肌（内脏）和腺体。植物神经的主要功能是在中枢神经的控制下，调节机体的呼吸、循环、分泌、排泄、生殖和生长等机能活动，并影响全身组织的新陈代谢。

植物性神经分交感神经和副交感神经（迷走神经），人体的每个脏器都受到这两种神经的双重支配。两者的作用相反，但它们在中枢神经系统的调节下是密切配合、相辅相成的，保证了器官的协调作用，以适应机体的需要（图1-6-6）。

图1-6-5 脊髓结构与脊神经关系图

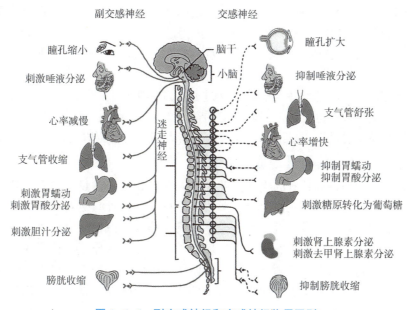

图1-6-6 副交感神经和交感神经作用区别

二、神经系统的基本活动方式

神经系统的基本活动方式是反射。反射是指人体在中枢神经系统的参与下，对外界和内部各种刺激做出的反应。完成反射活动的神经结构是反射弧。反射弧包括感受器、传入神经、神经中枢、传出神经和效应器五个部分（图1-6-7）。反射活动分为非条件反射和条件反射。

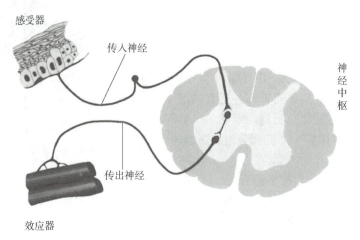

图1-6-7　反射弧示意图

（一）非条件反射和条件反射

非条件反射是机体生来就有的先天性反射（与生俱来的反射）。如婴儿生下来就会吸吮，食物进入口腔就会引起唾液分泌。这种反射的反射弧是固定的，反射也比较恒定。由低级中枢参加即可完成，是较低级的神经调节方式。

条件反射是有机体通过后天的学习和训练在非条件反射的基础上建立起来的反射（后天习得的反射）。由于这种反射的形成需要大脑皮层的参与，因而是一种高级的神经活动。它的反射弧不固定，可以建立，也可消退。如喂哺新生儿时，每次都抱起孩子，经过2周左右，只要抱起他，奶头还没有放入口中，他就会出现吸吮动作，这样就形成了条件反射。

人类的学习过程，就是条件反射的建立过程。人类掌握的知识，形成的技能、技巧越多，建立的条件反射数量也就越多，对环境的适应能力就越强。早期给婴儿以各种刺激和训练，婴儿的条件反射可以提早出现。这有助于其大脑皮层机能的发展。

（二）第一信号系统和第二信号系统

条件反射是人和动物都具有的生理活动，但人和动物的条件反射是有本质区别的。动物只能对外界具体事物的刺激发生反应，形成条件反射，这种只对具体信号刺激发生反应的皮层功能系统叫作第一信号系统。而人类除对具体信号刺激发生反应外，还可以对语言文字发生反应，人类对语言文字发生反应的皮层功能系统，叫作第二信号系统。因而人类能在语言文字的基础上建立更复杂的条件反射，使人类的神经功能才更加复杂和完善，丰富了人类对外界各种事物的认识，使人具有了形成概念、判断、推理等抽象思维能力，从而使人类适应环境的能力更强。

三、大脑皮层活动的规律

大脑皮层的活动是有其规律的，了解和掌握其中的一些规律，对我们指导学前儿童科学用脑、挖掘潜能、提高效率有很大帮助。巴甫洛夫认为大脑皮层神经活动有两个基本过程：兴奋过程和抑制过程。兴奋过程能激发或加强神经活动，抑制过程则能停止和削弱神经活动。二者的矛盾统一和相互协调，支配着人类正常的、有规律的活动。

（一）对侧支配，且呈倒立分布

大脑的左右两个半球具有对侧支配的特点，并且通过胼胝体沟通交流、协调合作。身体不同部位在皮层的代表区呈倒立分布，即皮层最上部支配下肢和躯干，中部支配上肢，最下部支配头、面部。并且皮层区的面积与运动及感觉的精细、准确程度呈正相关，与器官大小无关（图1-6-8）。

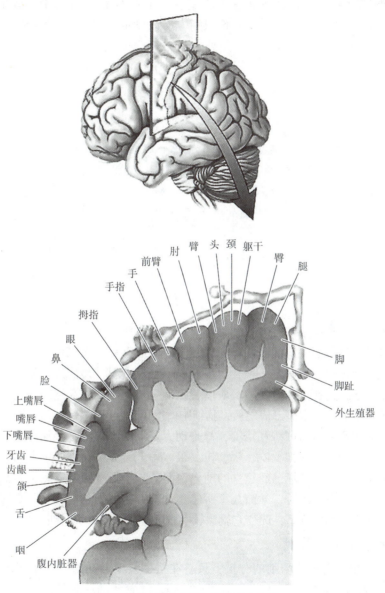

图1-6-8　大脑皮层躯体感觉定位图

（二）优势法则

人们在学习或工作时，皮层中经常有一个占优势的兴奋皮质区域，即"兴奋灶"，它能把与之有关的刺激都吸收到这一方面来，而其他邻近部位则处于抑制状态。处于优势兴奋状态的皮质，条件反射容易形成，学习和工作的效率就高。年龄小的孩子，其优势兴奋灶容易形成，也容易消失。兴趣能促使"优势兴奋"状态的形成，对于感兴趣的事情，人们能够集中注意力，而对其他无关的刺激则"视而不见、听而不闻"。因此，在教育学前儿童的时候，要想方设法引起他们的兴趣，以使他们较多地把注意力集中在所从事的活动上。

人们的活动效果还与大脑的"优势半球"的发育状况有关，左半球具有显意识功能，主要通过语言和逻辑来表达内心世界，负责理解文字语言及数学计算；右半球具有潜意识功能，主要通过情感和形象来表达内心世界，负责鉴赏绘画、欣赏音乐和自然风光、凭直觉观察事物、把握整体等，如人脸识别。所以学前儿童擅长书画还是数理逻辑，就表明两半球发育优势不同。所以，一定要善于发现学前儿童的优势区域和优势半球，并积极引导。

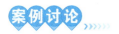

李老师在给小朋友们上画画课的时候，大部分小朋友都在认真画画，可是图图小朋友一点兴趣也没有，一个人偷偷跑去玩积木，还拼了一座漂亮的城堡，但是李老师发现后，非常生气，批评图图不听话，还推倒了图图的城堡。

请用大脑皮层活动规律分析图图的行为，并讨论李老师的做法是否科学，说说作为幼儿园教师学习脑科学知识的必要性和重要性。

党的二十大报告中指出要在"幼有所育"上"持续用力"。谈谈幼儿教师应如何遵循幼儿神经系统特点，为幼儿设计符合其大脑皮质活动的规律的活动，真正做到"幼有所育，学有所教"。

（三）动力定型

若一系列的刺激按照一定的时间、先后顺序不变地重复多次以后，大脑皮层所出现的反应在时间和顺序上也随之而固定下来，每当前一个刺激出现，大脑就"知道"下面该做什么了，提前做了准备，这就是动力定型。所谓"熟能生巧、习惯成自然"就是大脑动力定型形成过程。大脑皮层的动力定型形成之后，脑细胞就能以最经济的消耗，收到最大的工作效果。学前儿童一切技能和习惯的训练和培养，都是动力定型的形成过程。所以，一方面要注意培养学前儿童有规律的生活习惯，吃、喝、拉、撒、睡、玩妥善安排，一方面不要轻易改变他们已经习惯的生活次序，破坏已经建立的动力定型，防止因重新建立动力定型而造成大脑皮层神经细胞的巨大浪费。同时，学前儿童所建立的动力定型很不牢固，不良习惯的改变较容易，一旦形成稳固的动力定型，改变它就比较困难，所以陋习应及时纠正。

（四）镶嵌式活动原则

人的大脑皮层有着十分精细的分工，只有在从事某项活动时，某个区域的皮层才工作（兴奋），而其他的区域则处于休息（抑制）状态。随着活动性质的改变，工作区和休息区不断轮换（如同闪烁的霓虹灯），使皮层各区域做到劳逸结合，一张一弛维持高效率。如果皮层某一区域长时间、单调地受到刺激而得不到很好的休息，则会大量消耗这一区域细胞的能量，当刺激量超过皮层这一区域所能承受的限度时，反应量不再增加反而减少，使这一区域的工作能力大大下降。学前儿童的神经系统尚未发育成熟，注意力集中的时间较短，干一件事坚持不了很长时间，所以需要经常变换活动的内容和性质，才能使大脑皮层较长时间保持良好的工作能力。

（五）保护性抑制

人们无论是从事脑力活动还是体力活动，都需要消耗大脑皮层的能量。当皮层的能量消耗到一定限度时，皮层会自动转为休息状态，即保护性抑制，目的是防止能量的进一步损耗。所以，在组织学前儿童活动的过程中，要善于观察学前儿童的表现，一旦疲劳产生要及时组织休息，以促进大脑皮层工作能力的恢复。睡眠也是大脑皮层的保护性抑制，有规律、充足的睡眠是生理上的需要，可以消除人体的疲劳，使精力和体力得到休息和恢复。

四、学前儿童神经系统特点

（一）神经系统发育迅速

1. 脑细胞数量增长迅速

妊娠3个月时，胎儿的神经系统已基本成形。出生前半年和出生第一年是脑细胞数目增长的重要阶段。一年后，神经细胞的数目不再增加，而神经细胞的体积则由小变大，突起由短变长，深入脑的各个部分。神经细胞如同一棵小树苗逐渐长成枝繁叶茂的大树（图1-6-9）。

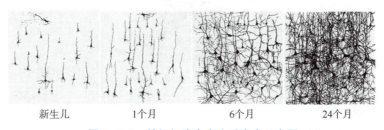

图1-6-9　神经细胞在出生后发育示意图

2. 脑重量的变化快

新生儿的脑重量约350克；1岁时约950克；3岁时约1 000克；6岁时约1 200克（成人脑重的90%）；7岁左右已基本接近成人的1 450克。同时脑的功能也逐渐复杂、成熟和完善起来。脑的迅速发育为学前儿童实施早期教育提供了物质基础。

3. 轴突的髓鞘化

刚出生的新生儿，许多轴突（神经纤维）还没有髓鞘，随着年龄的增长，一些神经纤维逐渐穿上了这层外衣（相当于"电线绝缘皮"）。在髓鞘还没有完全形成时，会发生"串电、跑电"现象，这使学前儿童对外来刺激的反应慢且不精准。到了6岁左右，儿童大脑半球神经传导通路髓鞘化完成，儿童对刺激的反应日益迅速准确，条件反射的形成比较稳定。

（二）神经系统的发育速度不均衡

大脑髓质发育较早，皮层发育较晚，即先皮下，后皮上。

新生儿出生时，脊髓和延脑的发育基本成熟，功能基本完善，所以保证了婴幼儿的呼吸、消化、血液循环和排泄等器官的正常活动。而小脑发育则相对较晚，这使婴儿肌肉活动不协调。1岁时，小脑发育迅速，此时动作发育较快（学会很多基本动作）。3岁时，小脑发育基本与成人相同，幼儿肌肉活动的协调性大大增强，幼儿的生活基本上可以自理，这为3岁儿童进入幼儿园过集体生活提供了生理基础。

大脑皮层的发育随年龄增长而逐渐发育成熟。出生时沟回较浅，神经元体积小，轴突短，分支少，对外来刺激不能迅速准确传导和分化，直到 8 岁时皮层的发育才接近成人。

（三）神经活动特点

1. 易兴奋，易疲劳

学前儿童大脑皮质活动的特点是：兴奋过程强于抑制过程，即兴奋占优势。抑制过程发展不够完善，易兴奋，不易抑制。常表现为活泼好动，容易激动，自控力较差，注意力不容易集中，且很难持久，容易随外界刺激而转移。如学前儿童主动注意时间，3 岁时达 7 分钟，5 岁达 15 分钟，7 岁达 20 分钟，这为幼儿园课程内容和时间设置提供了生理基础和依据。

学前儿童的神经细胞较脆弱，能量贮备较少，很容易疲劳，但由于其新陈代谢旺盛，疲劳后的恢复也很快，年龄越小越明显。学前儿童大脑皮层的功能随年龄的增长逐步完善，表现在兴奋过程和抑制过程同步加强。兴奋过程的加强，使学前儿童睡眠时间逐渐减少，抑制过程的加强，使学前儿童逐渐学会控制自己的行为和较精确地进行各种活动。婴幼儿的神经系统各部分机能发育不完善，因而需要较长时间的睡眠才能消除疲劳，年龄越小睡眠时间越长。

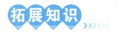

不同年龄最适宜睡眠时间

2. 条件反射建立少

学前儿童对外界感知相对较少，所以条件反射建立较少，这使学前儿童的知识较为贫乏，因此对外界实物充满兴趣，表现为好奇、好问、好模仿，有强烈求知欲，所以学前教师应抓住这个特点积极地科学施教。

3. 第一信号系统发育早于第二信号系统

6 岁之前，儿童语言中枢发育不成熟，左脑没有定型，基本上活在右脑的形象世界里，用右脑观察和分析事物。所以学前儿童的第一信号系统发育早于第二信号系统，容易对具体的、形象的事物感兴趣，且注意时间较长。因此，学前教育教学活动应以直观的、形象的、具体的实践性活动为主。

（四）脑细胞耗氧量大

神经系统的耗氧量比其他系统高。在神经系统中，脑的耗氧量最高。学前儿童的脑细胞耗氧量又比成人大。在清醒安静的状态下，儿童脑的耗氧量大约为全身耗量的 50%，而成人为 20%；学前儿童脑组织对缺氧十分敏感，他们在空气污浊、氧气不充足的环境中，会很快发生头晕、眼花、全身无力等现象。如果长期处于空气污浊的环境中，那么这将影响脑的正常发育，而充足的氧气是维持儿童脑细胞正常活动的基本条件。

（五）脑能量来源单一

大脑正常活动所需能量只有糖类才能提供，也就是说，学前儿童要维持脑的正常活动必须保证每天摄入足够的糖类，即碳水化合物。所以，米、面等主食的量每天必须供应足量。

任务二　学前儿童神经系统常见意外疾病和生活保育

学前儿童神经系统的保育措施

请扫码观看视频，完成表1-6-2神经系统学习任务单（二）。

表1-6-2　神经系统学习任务单（二）

案例名称			
案例内容			
案例分析	发生原因	主观原因	
		客观原因（生理特点）	
	解决方法	急救措施	
		日常保育措施	衣（穿着）
			食（饮食）
			住（环境）
			用（物品）
			行（活动）

注：1. 案例为发生在幼儿身上的关于神经系统的案例，可以是意外、疾病，也可以是有待解决的某些现象和疑问。

2. 在分析主观原因时，从幼儿自身、家长（家庭）、教师（幼儿园）、社会等方面分析。在分析客观原因时，从幼儿神经系统的生理特点进行分析。

3. 解决方法中急救措施栏填写案例发生后第一时间的急救措施——可以挽救生命，将伤害降到最低；日常保育措施栏填写在幼儿日常生活中的保育措施，防止此类事件再次发生。

一、学前儿童神经系统常见意外疾病

(一) 晕厥

1. 原因

由于短时间内大脑供血不足而失去知觉,突然晕倒在地。疲劳、兴奋过度、失血、饥饿、空气闷热、精神紧张、站立时间过久等都会引起晕厥。

2. 症状

晕厥发生前都有头晕、眼花、恶心、心慌等症状,继而眼前发黑、失去知觉、摔倒在地。倒地后患儿面色苍白、四肢冰冷、出冷汗,但很快能清醒过来。

3. 急救

若患儿在室内晕厥,要立即打开窗户通风,使空气流通。松开衣领、腰带,使其平卧,头稍低腿略高,使流向头部的血量增大。待其恢复知觉时,再给喝些热饮料或糖水。若出现呕吐,则应将其头侧斜。

(二) 惊厥 (抽风)

1. 原因

惊厥是大脑皮层功能紊乱所引起的一种病症。引起儿童惊厥的原因有两种:①发热抽风。高热惊厥多见于6个月至3岁的儿童,在体温骤升时发生全身性抽动,时间短且很快恢复,预后好。儿童患肺炎、菌痢、百日咳、脑膜炎等引起高热,都可能导致抽风。②无发热抽风。婴儿手足抽搐症:多为人工喂养的婴儿。因血钙过低引起抽风。抽风后多入睡,醒后活泼如常。癫痫:多为年长儿童,反复发生抽风。抽风前有先兆,如有幻觉等。抽风后嗜睡。低血糖、药物中毒或脑发育不全等亦可有抽风。

2. 症状

突然失去知觉,头向后仰,眼球固定、上转或斜视;面部青紫,呼吸弱而不规则或有窒息;全身性或局部肌肉抽动。短则瞬息即止,长者可持续数分钟到十几分钟。

3. 急救

惊厥发生时不要惊慌,在考虑抽风的原因的同时应立刻止抽。①迅速将患儿放平,侧卧,松开衣领、裤带。②保护患儿不要从床上摔下,但不要紧搂着,可轻轻按住抽动的上下肢,以免肢体抽动过猛而受伤。③防止咬破舌头。可将毛巾拧成麻花状放在上下牙之间。随时擦去痰涕。④头偏向一侧,防止呕吐物吸入气管内。⑤高热时要降温,头枕冰袋,冷毛巾敷额部,并尽快送往医院。

(三) 中暑

1. 原因

在烈日下,由于日光直接曝晒过久,中枢神经系统受到损伤,称日射病,是中暑的一种类型。儿童长时间在过热的房间内或在无风的热天于阴凉处也可能中暑。

2. 症状

感到头痛、头晕、耳鸣、眼花、无力、口渴、脉搏加快、恶心、呕吐、动作失调等症状,严重时呼吸加速,脸色发白,失去知觉。

3. 急救

迅速将患儿移到阴凉通风处,使其平卧,解开衣扣,用冷毛巾敷头部、扇扇等帮助其散热。若患儿能自己饮水,则可让其多喝一些清凉的饮料,盐汽水最佳,也可服十滴水、人丹。若中暑严重，患儿已昏迷，除冷敷、扇扇降温外，快速送往医院急救。

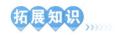

流行性乙型脑炎

二、学前儿童神经系统的生活保育要点

（一）制定和执行合理的生活制度

生活制度，是学前儿童一日生活日程，是将学前儿童生活中主要内容如进餐、睡眠、上课、游戏、活动等进行科学安排和合理交替。想要正确教养学前儿童，就必须制定适合学前儿童生理特点的生活制度，且一旦制度定好，就必须严格执行。

长期执行科学合理的生活制度，有助于学前儿童养成有规律的生活习惯（动力定型），能使学前儿童大脑皮层兴奋过程和抑制过程有规律地进行，每到一定的时间，大脑就"知道"该做某种活动了，并做好了充分的准备，保证幼儿该吃饭了，正饿有食欲；该睡觉了，正困能很快入睡；该游戏了，正精力充沛能很快进入角色等。

学前儿童神经系统发育不完善，长时间的、单调的刺激容易使大脑疲劳，利用镶嵌式活动原则经常变换活动的内容与形式，动静交替，可使大脑皮层的神经细胞能轮流工作和休息，做到劳逸结合，避免过度疲劳；学前儿童的新陈代谢旺盛，但消化能力不强，因此进餐的间隔时间不宜过长（每餐间隔3.5~4小时）。所以在制定学前儿童的生活制度时，要注意：一天中游戏时间多，上课时间少；各项活动时间较短，内容与形式多变；进餐间隔时间短，睡眠时间长；生活自理时间比较多等。

（二）保证充足的睡眠

睡眠可以使神经系统、感觉器官、肌肉得到充分的休息，使精力和体力得到较好恢复。同时，睡眠时脑组织能量消耗减少，脑细胞的重要成分磷脂类物质合成加速；脑垂体分泌的生长激素增多，可以促进学前儿童生长发育。学前期是生长发育的重要时期，因此要养成按时睡眠的习惯，保证睡眠的时间和质量。应该给学前儿童创造良好的睡眠环境，让幼儿睡得熟、睡得安稳。教师不应用过大的声音说话、关门，室内通风良好，避免光亮；同时，让学前儿童养成良好的睡眠习惯：不蒙头睡，不让大人陪睡，不需要"安慰剂"（如咬被角、抱毛巾、吮手指等）；睡前不吃得过饱、过油腻，不喝过多汤、水，不做剧烈运动，避免睡前训斥、责骂等。

（三）保持环境空气新鲜

学前儿童脑细胞对缺氧十分敏感，且耐受力不如成人。如果长期处于空气污浊的环境中，将影响脑细胞正常活动和脑的生长发育。所以，学前儿童用房一定要通风良好，户外活动场所一定要空气清洁，保证学前儿童随时能呼吸到新鲜空气。

（四）提供合理的膳食

（1）营养是脑进行生理活动和生长发育的物质基础。脑的能量来源单一，只能利用碳水化合物分解成的葡萄糖作为能量来源。所以每餐均应有足够的粮谷类（大米、小米、面粉等）或根茎类（土豆、红薯等）食物，为大脑提供热能。

（2）儿童脑耗氧量大，而贫血的最大危害就是使大脑缺氧。影响生长发育，影响智力发展。因此，学前儿童膳食中要有足够的优质蛋白质（瘦肉、蛋、奶等）及含铁丰富的食物（肝脏、红枣、木耳、苋菜、菠菜等）。

（3）学前儿童神经细胞轴突的髓鞘化需要脑黄金（DHA）即多不饱和脂肪酸。在日常饮食中，可以多吃淡水鱼、各种坚果（如核桃、榛子等）补充脑黄金。

（4）神经细胞之间信息的传送需要乙酰胆碱（记忆素）。磷脂是合成乙酰胆碱的重要物质。鸡蛋、肝脏和大豆等蛋白质丰富，在人体内都可分解出磷脂，但鸡蛋和肝脏过多食用会导致胆固醇过高。孩子多吃豆类食品，如豆腐、豆浆等。

（5）学前儿童应及时清除体内的垃圾和毒素，保持头脑清醒。食物中的纤维素可以吸附体内的废物、毒素，使其排出体外，缩短了毒素在肠道内的时间。以免这些毒素在体内时间过长，反流到血液，危害大脑。所以幼儿膳食要注意粗细搭配。维生素C（各种水果）、胡萝卜素（胡萝卜、番茄、南瓜、芒果等）、番茄红素（番茄等）这些物质都能起到抗氧化物的作用，一方面可以削弱病毒的毒性，另一方面又可以增强人体的免疫力。肠道内生存的益生菌，可以抑制有害病菌生长，起到保护大脑的作用。所以，在日常饮食中可以喝酸奶，增加体内的益生菌。

（五）保持愉快的情绪

心情舒畅、精神愉快是学前儿童身心健康发展的基本保证。如果情绪不愉快、精神受压抑，就会抑制学前儿童脑垂体的分泌活动，使幼儿消化不良，生长发育迟缓，心理得不到健康发展。幼儿园必须消除一切能使学前儿童精神紧张的因素，努力为学前儿童创造一个轻松愉快的生活环境。幼儿园教师对待幼儿的态度应该是和蔼可亲的，必须真正关心热爱学前儿童，全面细心照顾学前儿童，尊重学前儿童的人格，不伤害他们的自尊心；不歧视有缺陷的学前儿童，更不能体罚或变相体罚学前儿童，使学前儿童保持心情舒畅、精神愉快。这样既有利于学前儿童的教养工作，又有利于学前儿童神经系统的发育，促使学前儿童健康成长。

（六）开发右脑，协调左右脑

在中国，人们习惯于用右手，所以左脑是大多数人每时每刻都在运用着的，而右脑则往往被忽略。学前儿童的左右脑还未发育成型，应尽早刺激左右脑发育平衡。开发右脑是学前儿童知识积累的基础，能使儿童的观察力、思考力加强。开发右脑可以扩大信息容量，使幼儿学得更多；能发展形象思维，使孩子更轻松；能发挥孩子的创造潜力，使孩子更聪明。在活动中要让学前儿童多动手，两手同时做事，"左右开弓"，更好地促进两半球的发育。多让学前儿童听音乐、唱歌、画画、跳舞、表演、做手工等；引导学前儿童多做体育性游戏，特别是全身性运动。

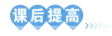

完成神经系统思维导图

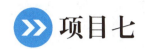

项目七

感觉器官

▶ 学习目标

1. **知识目标**
能叙述感觉器官的结构和功能；能描述学前儿童感觉器官的生理特点及保育方法。

2. **能力目标**
能分析学前儿童外耳道异物、眼部异物、蚊虫叮咬、局部冻伤、弱视等常见意外疾病发生的原因，能提出正确的生活保育措施并进行预防和护理。

3. **素质目标**
通过"乐乐大哭"案例讨论，认识到幼儿耳的特点，成人不可用自身感觉判定幼儿感受，应该遵守科学规律，只有了解幼儿自身生长发育特点，才能科学保育幼儿健康，体会到生命科学学习的必要性和重要性。

任务一　学前儿童感觉器官的特点

请扫码观看视频，完成表 1-7-1 感觉器官学习任务单（一）。

学前儿童眼的结构
特点及保育措施

学前儿童耳的结构
特点及保育措施

学前儿童皮肤的结构
特点及保育措施

表 1-7-1　感觉器官学习任务单（一）

想一想	同学们，你了解学前儿童的感觉器官吗？你知道下面这些问题的答案吗？
	1. 为什么学前儿童更易发生晕车、晕船？
	2. 学前儿童平时要比成人多穿一件衣服吗？怎样做到合理穿衣？
	3. 可以给学前儿童经常使用成人化妆品吗？
	4. 为什么学前儿童看书时，有时会离自己眼睛非常近，甚至 10 厘米以内？
问一问	同学们，请你将自己感兴趣的关于感觉器官的问题记录下来，以便在课堂讨论。

备注：请同学们课前预习本任务点的内容，并完成以上表格内任务。

一、学前儿童耳的特点

人耳具有感受声音（听觉）和感受身体在空间的位置（位置觉）的双重功能，所以是人的位听器官。耳可分为外耳、中耳和内耳三部分（图 1-7-1）。

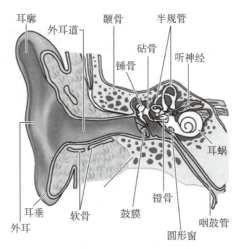

图 1-7-1 耳的结构示意图

（一）外耳

外耳是指能从体外看到的耳的部分，包括耳廓、外耳道和鼓膜。耳廓对称地位于头的两侧，主要由软骨构成，有收集声波和保护外耳道的作用。外耳道前 2/3 由软骨构成，后 1/3 由骨构成，可把声音增强传给鼓膜。外耳道内有耳毛、皮脂腺和耵聍腺，耵聍腺能分泌一种叫耵聍（耳屎）的黄色黏稠的液体，具有保护外耳道皮肤，黏附灰尘、小虫等异物的作用，从而保护鼓膜和中耳。

学前儿童耳廓皮下组织非常少，血液循环较差，冬季易生冻疮，如不加保护易复发。学前儿童外耳道壁骨化未完成，比较狭窄，经常用硬物挖耳朵可使外耳道变形。儿童一般到 10 岁外耳道壁骨化才能完成。外耳道较狭窄，皮肤娇嫩，所以当眼泪、脏水流入外耳道，或损伤外耳道时，可使外耳道感染或长疖（引起耳痛），还可能引起附近组织感染。

（二）中耳

中耳由鼓膜、鼓室和咽鼓管组成。鼓膜是一块椭圆形的薄膜，能随声波振动，把声波传给鼓室内的三块听小骨（依次是锤骨、砧骨、镫骨），并把声音放大传向内耳。为使鼓膜有效传递声音，必须保证鼓膜内外两侧压力一致，只有当鼓室压力与体外大气压力变化相同时，鼓膜才能正常振动。咽鼓管是鼓室通往鼻咽部的一条通道，其在鼻咽部的开口平时是关闭的，只有吞咽时才打开，空气从咽部进入鼓室，使鼓膜两侧气压相等，保证鼓膜的正常振动。所以，为防止鼓膜受损，在鼓膜两侧气压不平衡时（如飞机起降时），应张口做吞咽动作。

学前儿童的咽鼓管短、粗、平直。当鼻咽喉等处被感染时，细菌易经咽鼓管进入中耳，引起急性化脓性中耳炎，而鼓膜血管与脑膜血管相连，进而可能引起脑膜炎或脑的其他病症。

（三）内耳

内耳由前庭、半规管和耳蜗三部分构成。

前庭是卵圆窗内微小的、不规则开关的空腔，内有感受头部空间位置变化和身体做直线变速运动的感受器，半规管内有感受身体做旋转变速运动的感受器，传入神经（位置觉神经）把感受器接收到的信息传到中枢神经系统，根据传来的神经信息，产生位置觉，并反射性地调整躯干、四肢、肌肉的紧张度，以维持身体的平衡。耳蜗是被颅骨包围的一条螺旋盘绕的管道，形状似蜗牛，内耳在此将中耳传来的声音信号转化成神经电冲动，由传入神经（听觉神经）送到大脑。

听觉的形成：外界的声波由耳廓收集后，经外耳道传到鼓膜，鼓膜振动带动三块听小骨，把声音放大再传到内耳，耳蜗内的听觉感受器受到刺激产生兴奋，兴奋沿听觉神经传到大脑皮层的听觉中枢，形成听觉。当鼓膜、听小骨受损伤或发生障碍时，引起的听力下降，称为传导性耳聋。当耳蜗、听觉神经或相关的中枢受到损伤时，引起的听力下降或丧失，称为神经性耳聋。

学前儿童耳蜗的基膜纤维的感受能力比成人强，所以听觉比成人灵敏，对噪声更敏感。噪声是一种环境污染，噪声会影响学前儿童的身心健康，如恐惧、睡眠不安、心烦气躁、消化不良、记忆力减退及听觉迟钝，严重时可导致听觉丧失。所以学前儿童生活的环境中，声音应该在50分贝以下。

案例讨论

两岁半的乐乐和妈妈外出归来，走进小区主干道，眼前停了一辆大型起重机，其正在施工作业，几乎占据了整个路面，物业保安示意绕道，但妈妈带着乐乐试图从施工车辆旁边缝隙通过，乐乐吓得使劲大哭，不愿前行，但妈妈不予理会，照样拖拽乐乐前行，孩子哭声更大，直接瘫坐地上。妈妈不明白孩子为什么这么胆小，气得破口大骂，说孩子没出息。

请用幼儿耳的生理特点分析乐乐大哭瘫坐的原因。说说乐乐妈妈做法有什么问题，结合案例讨论科学的保育观是什么。

二、学前儿童皮肤的特点

皮肤指覆盖在人体表面，包在肌肉外面的组织，柔韧而有弹性，主要承担着保护身体、排汗、感觉冷热和压力等生理功能。皮肤是人体的第一道防线，也是人体最大的感觉器官。

皮肤由表皮、真皮和皮下组织构成，皮肤内还有汗腺、毛发、皮脂腺等附属物（图1-7-2）。

（一）表皮

表皮是皮肤最外面的一层，平均厚度为0.2毫米，由很多上皮细胞组成。表皮的外层是角质层，最里面的一层是基底层。角质层由数层角化细胞组成，含有角蛋白。它能抵抗细菌入侵，防止体液外渗及抵御外界物理性和化学性损伤。角蛋白吸水力较强，一般含水量不低于10%，以维持皮肤的柔润。否则，皮肤则干燥，出现鳞屑或皲裂。基底层又称生发层，由一层排列呈栅状的圆柱细胞组成。此层细胞不断分裂（经常有3%～5%的细胞进行分裂），逐渐向上推移、角化、变形，形成表皮其他各层，最后角化脱落成皮屑。基底细胞分裂后至脱落的时间，一般认为是28日。基底细胞间夹杂一种来源于神经嵴的黑色素细胞（又称树枝状细胞），占整个基底细胞的4%～10%，能产生黑色素（色素颗粒），决定着皮肤颜色的深浅。黑色素还能防止阳光中紫外线穿透皮肤而损伤内部组织。

学前儿童皮肤的防御功能差。学前儿童皮肤薄嫩，角质层发育不完善，保护机能差，

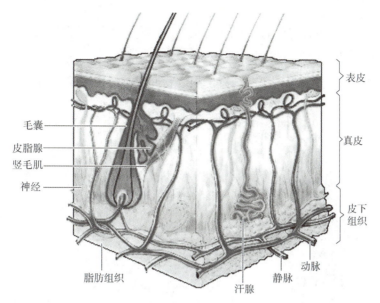

图 1-7-2 皮肤的结构

对外界刺激的抵抗力弱，易损伤和感染。

学前儿童皮肤渗透作用强。学前儿童皮肤的角质层薄，血管很多，因而皮肤的渗透作用强。有机磷农药、苯、酒精等都可经皮肤吸收到体内，引起中毒。

（二）真皮

表皮之下为真皮，主要由结缔组织构成，内含丰富的血管、淋巴管和神经，还有毛发、皮脂腺、汗腺及肌肉等。皮脂腺能分泌皮脂，滋润皮肤和毛发。汗腺分泌汗液可以排出代谢的废物。皮肤通过汗液挥发、血管收缩舒张、流经皮肤血流量的多少在调节体温上起着重要作用。当皮肤受到冷的刺激时，血管收缩，可减少散热；受到热的刺激时，血管舒张，汗腺分泌增加，可以散热降温，从而保持恒定的体温。真皮中有丰富的感觉神经末梢，能接受触、压、痛、冷、温等刺激，从而产生相应的感觉．一般来说，如果皮肤感染（即使皮肤病很厉害）是在表皮层，不会留疤；如果感染到真皮层，一定会留下疤痕。

学前儿童皮肤调节体温的功能差。学前儿童皮肤中毛细血管丰富，血管腔比较大，流经皮肤的血量相对比成人多，皮肤表面积也相对比成人大，所以，皮肤散发的热量相对比成人多。学前儿童神经系统对体温的调节作用还不稳定，当外界温度发生变化时，不能很快适应，过热易受热中暑，过冷皮肤散热多，容易受凉或生冻疮。

（三）皮下组织

皮下组织由真皮下部延续而来，也称为皮下脂肪层，充满脂肪细胞和疏松的结缔组织。皮下脂肪层柔软而富于弹性，能防御和缓冲外力打击、摩擦和压挤等机械性损伤，皮下脂肪还有保温的作用。皮下组织的厚薄依年龄、性别、部位及营养状态而异。

学前儿童皮下脂肪较少，保温功能较差。

三、学前儿童眼的特点

视觉是人类认识世界的主要途径，人类70%的知识是通过视觉来获得的，眼睛就是实现这一途径的主要器官。

眼的主要组成部分是眼球，还有眼睑、结膜、泪器、眼外肌等附属结构。

（一）眼球结构

眼球位于眼眶内，呈球形，由眼球壁、内容物和视神经等构成（图1-7-3）。

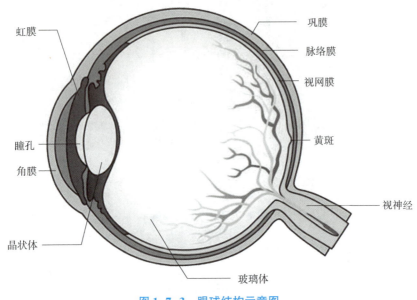

图1-7-3　眼球结构示意图

1. 眼球壁

眼球壁由外向内分外膜、中膜和内膜。外膜由角膜和巩膜构成，前1/6为透明的角膜，其余5/6为坚韧的巩膜（俗称"眼白"）。眼球的外膜有维持眼球形状和容纳保护眼内部组织的作用。中膜含有丰富的血管和色素，即血管膜。由前向后依次分成虹膜、睫状体和脉络膜。虹膜的中央的瞳孔（2.5~4毫米圆孔），是光线进入眼球的通路。虹膜收缩和舒张可调节进入眼球的光线强度。睫状体可调节晶状体的曲度，还能产生房水。脉络膜内含丰富的血管和色素细胞，呈棕黑色。其主要是供给眼球的营养和防止光线的散射，有形成暗室的作用。内膜（即视网膜），是视觉器官最重要的组成部分，视网膜上的感光细胞能接受光的刺激并形成物象。

2. 内容物

房水：清澈、透明，有营养角膜和晶状体的作用，并且维持一定的眼内压，使角膜具有一定的曲度和紧张度。如果房水过多，眼压就会升高，导致"青光眼"。

晶状体：位于瞳孔后方，玻璃体之前，透明而富有弹性，形状似双凸透镜，凸度的大小可以调节，使远近物体都能尽收眼底。

玻璃体：是无色透明的胶状体，填充于晶状体与视网膜之间，主要成分是水，有屈光作用和支撑视网膜的作用。

3. 视觉的形成

眼的成像原理与凸透镜成像原理基本相似。来自物体的光线进入眼球，经过眼的折光系统（包括角膜、房水、晶状体、玻璃体）的折射，最后聚焦于视网膜上形成清晰的倒立缩小的实像。物体光线→通过角膜→房水→（瞳孔）→晶状体→玻璃体→在视网膜成像并产生神经冲动→沿视神经传入脑→大脑皮层视觉中枢产生视觉。

4. 眼的屈光不正

眼的屈光不正（或称折光异常、非正视眼），是指眼球的形态异常或折光系统异常，在不使用调节时，平行光线通过眼的屈光作用后，不能在视网膜上结成清晰的物像，而是在视网膜前或后方成像。常见的屈光不正有近视、远视和散光。

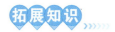

常见的屈光不正

（二）学前儿童眼球特点

1. 生理性远视

学前儿童眼球的前后径较短，晶状体比成人扁，物体往往成像于视网膜的后方，称为生理性远视。随着年龄的增长，学前儿童眼球的前后距离变长，一般到 5 岁左右就可成为正视（正常视力）。

2. 晶状体的弹性较大

学前儿童的晶状体弹性好，可塑性大，调节范围广，即使近在眼前的物体，也能使晶状体的凸度加大，成像在视网膜上。所以，学前儿童即使把书放在离眼睛很近的地方（甚至 5 厘米的距离），也能看清。但上小学后，随着看书、写作业时间的增加，睫状肌疲劳，形成近视，所以应教育学前儿童应养成良好用眼习惯，以保护视力。

3. 玻璃体透明度大

学前儿童玻璃体透明度大，所以视力较成人敏锐（视物清晰）。辨色力一般在 1 岁时出现，3 岁时已发育完全，但最初只能辨别红、蓝、绿等基本颜色，对相近的颜色还不能清楚地分辨，这必须通过训练来发展。

4. 眼球发育未完成

学前儿童眼球发育不成熟，对环境因素比较敏感，眼肌很容易疲劳，巩膜较柔弱，眼轴容易伸长。因此对各种不良的环境因素非常敏感，容易受影响，会较早出现近视眼。学前儿童中弱视也是常见疾病，弱视是指视力低下但查不出眼睛有器质性病变，治疗最佳时机是 6 岁以前，若错过就不好治疗，可能终生"立体盲"。

四、学前儿童嗅觉的特点

在鼻腔顶部嗅黏膜内，有嗅觉感受器，这里的嗅细胞受到某些挥发性物质的刺激就会产生神经冲动，冲动沿嗅神经传入大脑皮层而引起嗅觉。

学前儿童辨别气味能力差，可以通过各种活动引导幼儿辨别各种气味，这对识别有害气体、物质，保护儿童自身有重要意义。

五、学前儿童味觉的特点

在舌的背面，特别是舌尖和侧缘分布着味蕾，味蕾是味觉感受器。味蕾内有味觉细胞，溶解于水或唾液中的化学物质能透过味孔，使味蕾细胞兴奋，经味觉神经传入大脑皮层的味觉中枢，产生味觉。味蕾所感受的味觉可分为甜、酸、苦、咸、鲜五种基本味觉。其他味觉是由这五种综合而成的（图1-7-4）。除了味蕾以外，舌和口腔还有大量的触觉和温度感觉细胞，在中枢神经内，把感觉综合起来，特别是有嗅觉参与，就能产生多种多样的复合感觉。

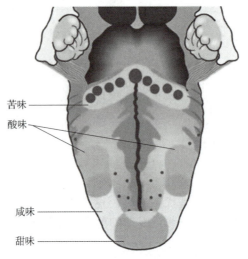

图1-7-4　舌的基本味觉分布

儿童在出生后已能辨别酸、甜、苦、咸，并且喜欢甜食，对咸、酸、苦的食物表示不愉快，在为学前儿童准备膳食时，应当注意供给多种味道的食物，以培养和发展学前儿童的味觉，使其从小养成不挑食的好习惯。

任务二　学前儿童感觉器官常见意外疾病和生活保育

完成表1-7-2感觉器官学习任务单（二）。

表1-7-2　感觉器官学习任务单（二）

案例名称			
案例内容			
案例分析	发生原因	主观原因	
		客观原因（生理特点）	
	解决方法	急救措施	
		日常保育措施	衣（穿着）
			食（饮食）
			住（环境）
			用（物品）
			行（活动）

注：1. 案例为发生在幼儿身上的关于感觉器官的案例，可以是意外、疾病，也可以是有待解决的某些现象和疑问。

2. 在分析主观原因时，从幼儿自身、家长（家庭）、教师（幼儿园）、社会等方面分析。在分析客观原因时，从幼儿感觉器官的生理特点进行分析。

3. 解决方法中急救措施栏填写案例发生后第一时间的急救措施——可以挽救生命，将伤害降到最低；日常保育措施栏填写在幼儿日常生活中的保育措施，防止此类事件再次发生。

一、常见意外疾病

（一）外耳道异物

1. 原因

常见的外耳道异物有小石块、纽扣、豆粒、小珠子、草棍等。多于玩耍时塞入耳中。动物性异物多在小儿睡眠时钻入。外耳道异物常引起耳鸣、耳痛。植物性异物遇水膨胀后，可继发感染引起炎症。动物性异物如苍蝇、蚂蚁等在耳内爬来爬去，可引起剧痛。较大的异物可引起听力障碍及反射性咳嗽。

2. 处理

小异物入耳，可让学前儿童头偏向异物侧，用单脚跳，促使异物从耳中掉出来；昆虫入耳，可用灯光照引诱它爬出来。难以排出的异物，去医院处理。否则会损伤外耳道皮肤或鼓膜，甚至将异物推向中耳，后果严重。

（二）眼部异物

1. 原因

沙子、煤屑、小飞虫、植物飞絮等进入眼内，会引起灼痛、流泪、畏光。

2. 处理

若异物附于眼球表面，则可用干净的棉签轻轻地擦去；若异物嵌入睑结膜内，则需翻开眼皮再擦去。上述两种情况下，也可用滴管吸水用力冲洗眼睛。若异物嵌入角膜组织内，或用上述方法无济于事，则应尽快送往医院处理。因为大多数角膜异物需要良好的聚集照明和放大镜才能看清楚，且需在严密无菌条件下除去异物。若自己用锐物挑，可能损伤角膜，引起感染，进而影响视觉。

（三）蚊虫叮咬

1. 原因

夏秋季节蚊虫增多，被蚊虫叮咬的机会也随之增多。幼儿中较多见的有被蚊子叮咬、蜂类蜇伤。蚊虫叮咬后婴幼儿奇痒难耐，从而哭闹不止。所以，要帮助婴幼儿及时处理。

2. 处理

（1）蚊子咬伤时可用肥皂水等碱性液体涂于患处。

（2）蜜蜂、蝎子蜇伤，蜈蚣咬伤时，伤口处疼痛红肿，可先用橡皮膏将皮肤中的刺粘出来，其毒液均为酸性，可用肥皂水等碱性液体涂于伤处。

（3）若为黄蜂蜇伤，可将食醋等酸性液体涂于伤处。

（四）局部冻伤

1. 原因

气温转低时，或气温不是很低，但湿度较大或大风的情况下，身体裸露处皮肤或保护不好的部分，以及供血不足的地方，如鼻尖、耳朵、手、脚易受冻伤。皮肤血管遇冷收缩，血管内正常的营养和气体的运输遭到破坏，因而皮肤失去血色，不时产生揪痛或刺痛，随之则失去知觉。

冻伤可分三度。一度：多发生在耳廓、手足、鼻等处。仅皮肤浅层受损。局部红肿疼感，受热后灼痒。二度：受伤处形成一些带血的浆液性水泡。三度：出现皮肤坏死，有的也伤及深部组织（皮下组织和肌肉），皮肤呈紫黑色。

2. 处理

冻伤严重时，不要挑破水泡，不要乱涂药物和使用偏方，可在患处缠上干燥的无菌绷带，并立即送医院处理。注意保暖，可给伤者喝热饮料。冻伤局部不要用热水烫、火烤，也不要用冰雪揉搓。

（五）弱视

弱视是指眼球没有器质性病变而戴矫正镜片后视力仍不能达到正常。它属于儿童视觉发育障碍性疾病。

1. 病因

（1）斜视。斜视是指双眼向前平视时，两眼的黑眼珠位置不匀称，一只眼的黑眼珠在正中，另一只眼的黑眼珠向外、向内、向上、向下偏斜。斜视使儿童产生复视，这种视觉紊乱使其极不舒服。为排除这种不适，视觉中枢主动抑制来自偏斜眼的视觉冲动，日久，偏斜眼形成弱视。

（2）屈光不正。两眼的屈光状态在性质或程度上有显著差异，称为屈光不正。就性质而言，可以一眼为近视，另一眼为远视或散光。就程度而言，两眼有显著差别，一只眼屈光不正的度数高，另一只眼度数低。这样两眼所形成的物像的大小和清晰度差别较大，不能被融合为单一的物像，视觉中枢就抑制屈光不正较严重的那只眼传入的视觉冲动，日久该眼形成弱视。

（3）形觉剥夺。学前儿童时期正值视功能迅速发育的阶段，由于种种原因（先天性白内障、上眼皮下垂或角膜白斑等）某只眼缺少光刺激，视觉发育停顿。

（4）先天性弱视。发病机制目前尚不十分清楚。可能与新生儿视网膜发育不良有关。

2. 危害性

正常的视功能包括立体视觉，即物体虽然在两眼视网膜上单独成像，但大脑能将其融合成一个有立体感的物像，称双眼单视功能。患弱视的儿童，因不能建立完善的双眼单视功能，难以形成立体视觉。缺乏立体视觉则不能很好地分辨物体的远近、深浅等，难以完成精细的技巧，对生活、学习和将来的工作都带来不良的影响。

治疗弱视的最佳年龄阶段为学龄前期。年龄越小治愈率越高。随着年龄增长，治愈的可能性逐渐减少。因此早发现、早治疗弱视是使患儿恢复正常视觉功能的关键。

3. 早发现早治疗

（1）儿童入园后，至少每年普查一次视力，视力不正常者应去医院进一步检查原因。

（2）若发现幼儿经常用歪头偏脸的姿势视物或斜视，应及时通知家长，尽早带孩子去医院检查诊治。

（六）急性结膜炎

1. 病因

急性结膜炎是由病毒或细菌引起的传染性眼病。病人的眼泪、眼屎中有大量的病毒或细菌。病人用过的毛巾、洗脸水，病人揉眼后用手摸过的东西，如门把、水龙头、玩具、小人书等，都可带上病毒或细菌。健康人与病人共用毛巾、洗脸水，或使用病人摸过的杂物，又用手揉眼睛，均可被传染。

2. 症状

（1）可有发热、咽痛。

（2）眼结膜充血，怕光，流泪，眼屎增多，眼疼。

3. 护理

（1）切忌将眼包扎。包扎眼部会妨碍眼屎排出，从而使细菌繁殖。

（2）坚持点眼药，临睡前可涂抗菌素眼膏。给病儿点眼药后，护理人员应洗手。

4. 预防

（1）教育幼儿不用手揉眼睛。

（2）勤洗手绢，保持清洁。毛巾专用，用后煮沸消毒。用流动水洗脸。

（七）急性化脓性中耳炎

1. 病因

儿童的咽鼓管较短粗，呈水平位，鼻咽部的细菌易进入中耳，诱发本病。

（1）患上呼吸道感染时，细菌易通过咽鼓管侵入中耳，引起中耳炎。

（2）用力擤鼻涕时，鼻腔内压力大，促使鼻咽部细菌进入中耳。

（3）儿童患麻疹、猩红热等传染病可并发中耳炎。致病菌经血液循环进入中耳。

（4）鼓膜外伤穿孔，细菌直接侵入中耳。

（5）婴儿于卧位哺乳，易发生呛咳，而使带菌的乳汁及鼻腔分泌物呛入咽鼓管，使中耳感染。

2. 症状

（1）病初为感冒的症状，继之高热、耳内剧痛（搏动性）。婴儿可表现为惊哭、烦躁、摇头、拒奶、睡眠不安。

（2）鼓膜穿孔，脓液流出，耳痛顿减哭闹停止。鼓膜穿孔可有暂时性听力下降，经及时治疗，炎症消退后，鼓膜穿孔愈合，听力可恢复正常。

（3）急性中耳炎若治疗不彻底，可转为慢性，主要表现为耳道持续或时断时续地流脓，鼓膜穿孔加大，中耳听小骨遭到破坏，听力可有不同程度的下降，还有可能发生危及生命的并发症，如脑膜炎、脑脓肿。

3. 预防

（1）预防上呼吸道感染和急性传染病。

（2）教会幼儿用正确的方法擤鼻涕。

（3）取坐位喂哺避免呛奶。

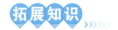

常见皮肤病

二、学前儿童感觉器官的生活保育要点

（一）学前儿童耳的生活保育

1. 禁止用锐利工具为学前儿童挖耳屎

若用火柴梗、牙签、细铁丝或小手指、挖耳勺等为小儿挖耳屎，不但易碰伤外耳道的皮肤引起感染，还可能会戳伤鼓膜引起传导性耳聋。正常情况下，耳道内的耳屎会随着运动、侧睡、打喷嚏等动作自动掉出来。如果学前儿童耳朵内发痒，可以用手指轻轻揉一揉；如果耳屎确实积得太多，堵塞外耳道，影响听力且痒得难受，可用棉签伸进去卷几下，把

耳屎轻轻带出来，若无法取出，就应请医生取出。

2. 保持鼻腔、咽部和外耳道清洁卫生

学前儿童免疫力差，易感冒，尽量避免待在空气质量差的环境中，若感冒要及时治疗，同时要积极预防和治疗鼻炎、鼻窦炎、扁桃体炎及腮腺炎等；教会学前儿童正确擤鼻涕方法，即捂住一侧鼻孔擤另一侧，擤完再换另一侧鼻孔；洗头、洗澡、游泳时要防止污水进入外耳道，若耳朵进水要及时清理干净。鼻腔、咽部和外耳道感染病菌，都可使病菌进入中耳，引起中耳炎，继发脑膜炎、脑炎等。

3. 防噪声污染，保护听力

学前儿童生活的环境中应尽量避免噪声的污染。比如：看电视听广播等声音不能太大，时间不宜过长；不能对着学前儿童大喊大叫；尽量不去嘈杂地方（如车流量大的路边、KTV、放鞭炮的地方等）。当听到震耳声音（如放鞭炮）时要捂耳、张口，防止强音震破鼓膜，影响听力。

4. 发展学前儿童的位听觉

保教人员可组织各种游戏活动，如唱歌、听音乐、辨别大自然声音（风声、水声、鸟鸣等）等活动，通过这些细微而复杂的声音刺激，可以促进幼儿听觉的发展。同时，保教人员可组织各种体育活动，如猫咪走路、过小桥、队列练习、跳舞、荡秋千以及全身性户外活动来刺激位置觉的发展。

5. 预防学前儿童聋哑

学前儿童的听神经娇嫩（特别是3岁以前），容易受到药物的影响致聋，如链霉素、庆大霉素、卡那霉素等，据有关资料介绍，这些药物短期应用者有1%~10%发生耳聋，长期使用者有30%~70%的患者出现耳聋，还有一些医生不按体重计算药剂量也是造成学前儿童药物性耳聋的主要原因。所以家长和保教人员要注意：家族中有因药物致聋的人，带孩子看病时要搞清楚家族病史；不要有病乱投医；如果发生耳药物致聋，最初的症状是有耳鸣、嘴唇发麻，要立即看医生，请医生进行调整。

有条件的要定期检查听力，发现问题及时治疗。家长和保教人员要了解和掌握孩子的听力情况，做好听力监测。如果孩子说话晚一定要去检查，不要相信"贵人语迟"。特别是孩子发高烧、中耳炎或腮腺炎后，一定要给孩子测听力，如果听力下降，应该及早干预治疗。

（二）学前儿童皮肤的生活保育

1. 培养良好的卫生习惯

要教育学前儿童养成爱清洁的好习惯。勤洗澡、勤洗头、勤换内衣、勤剪指甲。每天要清洗身体裸露的部分，饭前便后、游戏后要洗手。手指甲每周剪一次，剪成弧形；脚趾甲两周剪一次，剪成平的。经常保持皮肤清洁，可以提高学前儿童皮肤的保护功能。

2. 加强皮肤刺激和锻炼

坚持每天组织学前儿童进行户外活动（特殊天气除外），充分接受空气和阳光的冷热刺激，改善皮肤的血液循环和抵抗力。保教人员可以训练学前儿童用冷水洗手、洗脸，条件允许还可以进行冷水浴训练。

3. 注意衣着卫生

学前儿童的衣着应宽大舒适、式样简单、方便美观，不能妨碍学前儿童的活动。要尽量选择透气性好的面料，内衣更应选用质地柔软、吸水性强、浅色（或不掉色）的棉质布料，避免皮肤受刺激。保教人员应根据天气的变化和学前儿童的活动情况，给幼儿及时增减衣物。

4. 预防和及时处理皮肤外伤

学前儿童皮肤保护机能弱，很容易擦伤、划伤等。外伤为病菌侵入身体提供了条件，若不及时处理伤口就有可能引起感染、化脓，还可能引起躯体疾病。因此皮肤有伤口要及

时清洗、消毒和包扎。同时要对学前儿童加强安全教育，预防皮肤意外伤害的发生。

5. 防止皮肤中毒

有毒药物要远离学前儿童存放，对于盛过有毒物品的容器要妥善处理，绝不能让学前儿童拿着玩。为学前儿童涂抹药物时要注意浓度和剂量，不得过量，防止身体受到伤害。

不要用有刺激性的护肤品和清洁剂，防止损害学前儿童的皮肤。平时尽量不要给学前儿童戴耳环、烫头发、涂口红、化妆等。

（三）学前儿童眼的生活保育

1. 培养良好用眼习惯

写字、绘画、看书、看电视保持正确的姿势。坐姿端正，背直、头正，眼与书的距离保持在 1 尺左右（30 厘米左右）为宜。不要在弱光或强光下以及走路、躺卧、乘车船时看书、写字、绘画；看电视距离在 1.5 米以上，但不能超过 5 米，学前儿童每周看电视不超过 3 次，3~4 岁每次不超过 15 分钟，5~7 岁每次不超过 30 分钟。用眼时间不宜过长，玩电脑游戏要有节制。为缓解或消除眼的调节紧张，为学前儿童养成望远、做晶体操和眼保健操的习惯。

2. 创造适宜眼睛的环境条件

学习环境采光照明要科学，学前儿童活动室的窗户要大小适中，使自然光充足，当学前儿童画画、写字或看书时，光线从左侧上方射来，避免出现暗影，自然光不足时，可用白炽灯照明；学前儿童的桌椅应按身高配置，并定期调换座位，以免造成斜视；给学前儿童选配的读物字体要大，字迹、图案清晰，教具大小适中，颜色鲜艳且画面清楚。过小过暗使学前儿童的眼睛易疲劳，且影响视力。阳光中紫外线会损伤学前儿童的眼睛，所以平时要注意掌握阳光对面部的直射时间。

3. 养成良好护眼、卫生习惯

教育学前儿童不要玩危险的物品（如弹弓、小刀、剪子、牙签等），不撒沙子、放鞭炮等，防止眼外伤的发生。

教育学前儿童不用脏手擦揉眼睛，不用别人的毛巾和手绢，手绢和毛巾应专人专用，且每天清洗消毒；教育学前儿童用流水洗手、洗脸，预防沙眼、结膜炎等眼病。

4. 定期检查学前儿童的视力

学前期是视觉发育的关键期和可塑阶段，也是矫治视觉缺陷效果最明显的时期，如果在这段时间内，没有及时发现、纠正学前儿童的视觉异常，就会造成终生遗憾。所以家长和保教人员应引起足够的重视，在学前期，应每半年检查一次儿童的视力，做到及早发现及早矫治。

5. 发展学前儿童的辨色能力

3 岁时，儿童的辨色能力已经发育完全，但辨色能力不强。保教人员可以通过各种活动培养学前儿童的辨色力，如设计颜色鲜艳的玩教具，组织幼儿进行辨色的游戏等。

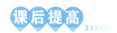

完成感觉器官思维导图

项目八

内分泌系统

学习目标

1. 知识目标

能叙述内分泌系统的结构和功能;能描述学前儿童内分泌系统的生理特点及保育方法。

2. 能力目标

能分析侏儒症、呆小症、甲亢等疾病发生的原因,能提出正确的生活保育措施并进行预防和护理。

3. 素质目标

通过"晚睡"案例讨论,认识到规律作息对于幼儿正常生长发育的重要性,一旦错过发育时间,造成后果不可逆。做好家园共育工作,提高家长育儿意识、增强科学育儿观念是幼儿园教师的一项重要工作。

任务　学前儿童内分泌系统特点、常见疾病及生活保育

学前儿童内分泌系统的特点及保育措施

请扫码观看视频，完成表 1-8-1 内分泌系统学习任务单。

表 1-8-1　内分泌系统学习任务单

想一想	同学们，你了解学前儿童的内分泌系统吗？你知道下面这些问题的答案吗？
	1. 你知道哪个腺体被称为"内分泌之王"吗？
	2. 为什么说儿童先天性胸腺缺失，一般活不过 5 岁？
	3. 你能分清楚患侏儒症和呆小症的人吗？
	4. 如何预防学前儿童性早熟？
问一问	同学们，请你将自己感兴趣的关于内分泌系统的问题记录下来，以便在课堂讨论。

备注：请同学们课前预习本任务点的内容，并完成以上表格内任务。

一、学前儿童内分泌系统特点和常见疾病

内分泌系统由内分泌腺和分布在人体各处的内分泌细胞（如胃肠内分泌细胞）组成，它是神经系统以外的另一重要调节系统。人体主要的内分泌腺有：垂体、甲状腺、甲状旁腺、松果体、胸腺、肾上腺、胰腺、性腺（女性是卵巢，男性是睾丸）（图1-8-1）。这些腺体分泌的特殊物质称为激素，激素直接进入血管或淋巴管，再经血液循环系统输送到身体各个部位，调节机体的新陈代谢、生长发育、生殖以及免疫等功能（即体液调节）。

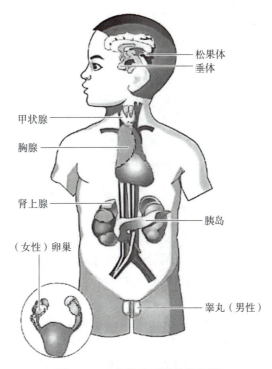

图1-8-1 人体主要的内分泌腺

（一）脑垂体

脑垂体是人体最重要的内分泌器官，位于颅腔底部，与丘脑下部相连，大小如豌豆，重0.5~0.6克。

脑垂体能分泌多种激素，如生长激素、促甲状腺激素、促肾上腺皮质激素、促性腺激素、催乳素、催产素、促黑激素、抗利尿激素等，这些激素不仅调节着人体的新陈代谢、生长发育和生殖，还控制着其他内分泌腺的正常活动。因此，脑垂体被称为"内分泌之王"。

儿童时期，如果脑垂体分泌的生长激素不足，就会引起侏儒症，患者较同年龄儿童低30%及以上，到成年后身高也不会达到130厘米，性器官发育不全，但身体匀称、智力正常，即侏儒症；儿童时期，如果脑垂体分泌的生长激素过多，便会成为巨人症。若成年后脑垂体分泌的生长激素过多，便会出现肢端肥大症（手大、脚大、指粗、鼻高、下颌突出等）。

儿童生长激素分泌高峰有两个时间段，对长高至关重要：一个是晚9点至第二天凌晨1

点，特别是晚上 10 点前后，生长激素的分泌量达到最高，可以达到白天的 5~7 倍。另外，早上 6 点前后的一两个小时，生长激素也有一个分泌小高峰。不过并不是一到晚上 9 点，生长激素就开始按时大量分泌，它的大量分泌必须有个前提：只有在孩子深度睡眠时才会发生。如果孩子还没上床，或者已经上床但还没睡着，又或者已经睡着但还没进入深睡眠状态，那么它的分泌量就会大大降低。而人一般在入睡后半小时至 1 小时，才进入深度睡眠状态，所以想要孩子长得高，最好在晚上 8:30 前就上床，最迟不要超过晚 9:30，并在早上 7 点以后再起床。

案例讨论

图图 3 岁了，上幼儿园了。张老师发现图图长得又瘦又矮，白天在园里精神状态也非常不好，老师与家长沟通后得知，图图家长喜欢熬夜，所以图图每天也跟着爸爸妈妈熬夜，基本上都是晚上 11 点以后入睡，上幼儿园之前都是八九点起床，入园后早起导致睡眠不足。

如果你是张老师，你将如何向图图家长说明图图的现状和保育措施？请用内分泌系统知识分析原因，并讨论家长科学育儿知识和观念对幼儿生长发育的影响，以及对幼儿园工作开展的影响。

（二）甲状腺

甲状腺是人体最大的内分泌腺，重约 25 克，位于气管上端甲状软骨两侧，分左、右两叶。甲状腺主要由甲状腺腺泡组成，腺泡分泌的含碘甲状腺素可以促进人体的新陈代谢，维持人体正常生长发育，提高神经系统的兴奋性等。

甲状腺素分泌过多，即甲状腺机能亢进（甲亢），会出现喜凉怕热、易出汗、食量大增、体重减轻、精神紧张、易激动、多语、失眠、心率快、手指震颤、甲状腺肿大、眼球突出等症状。学前儿童患甲亢极少。

甲状腺素分泌不足，即甲状腺功能减退（甲减），会出现怕冷、皮肤干燥、毛发脱落、面色蜡黄、食欲不振、便秘、疲乏无力、迟钝、行动缓慢、心率减慢、记忆力减退、嗜睡等症状。学前期出现甲状腺功能减退时，常表现为智力低下、身体矮小、听力障碍和语言障碍，即呆小症（克汀病）。

（三）松果体

又称松果腺或脑上腺，淡红色，椭圆形，状如松果。学前期是松果体发育最快的时期，到 7、8 岁达到发育的顶峰，以后便开始退化，青春期前萎缩并钙化。

松果体分泌的激素主要有褪黑素，其功能与机体代谢有一定关系，并具有抑制性成熟的作用。

（四）胸腺

胸腺位于胸骨后面，分左、右两叶。在新生儿和学前期胸腺发达，体积较大。性成熟以后，逐渐萎缩、退化，被脂肪细胞沉积。

胸腺即是淋巴器官，又是内分泌器官。胸腺分泌胸腺素可将来自骨髓、脾等处的原始淋巴细胞转化为具有免疫能力的 T 淋巴细胞，参与细胞免疫反应。学前儿童如果胸腺发育不全，会影响免疫功能，以致反复出现呼吸道感染及腹泻，或发生其他免疫缺陷病。

二、学前儿童内分泌系统生活保育要点

（一）为学前儿童提供科学合理的膳食

科学合理的膳食，可为学前儿童提供充足的营养，能提高内分泌系统的功能，预防内分泌系统疾病。食用碘盐、常食海带、紫菜等含碘丰富的食物可预防碘缺乏病。避免服用各种成分不明的营养品、反季节水果蔬菜，防止"性早熟"。

（二）为学前儿童制定和执行科学合理的生活制度

根据学前儿童身心特点，合理制定一日生活日程，保证充足的睡眠时间。这不仅使孩子生活丰富多彩，劳逸结合，更有利于促进内分泌系统的正常发育。

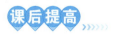

完成内分泌系统思维导图

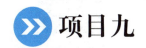

项目九

生殖系统

▶ 学习目标

1. 知识目标

能叙述生殖系统的结构和功能；能描述学前儿童生殖系统的生理特点及保育方法。

2. 能力目标

能分析学前儿童生殖系统常见疾病意外发生的原因，能提出正确的生活保育措施并进行预防和护理。

3. 素质目标

通过"生男生女"案例讨论，让学生了解到生殖科学知识，认识到生命孕育的神圣和珍贵，每个幼儿的独特和唯一，使学生发自内心地对幼儿生命尊重和爱护。

学前儿童卫生与保育

任务　学前儿童生殖系统特点和生活保育

学前儿童生殖系统的
特点和保育措施

请扫码观看视频，完成表 1-9-1 生殖系统学习任务单。

表 1-9-1　生殖系统学习任务单

	同学们，你了解学前儿童的生殖系统吗？你知道下面这些问题的答案吗？
想一想	1. 当学前儿童问你，他是从哪里来的（如何出生），你该如何解答？ 2. 如何预防学前儿童生殖系统感染？ 3. 在托幼机构如何避免男女童生殖器官受伤害？
问一问	同学们，请你将自己感兴趣的关于生殖系统的问题记录下来，以便在课堂讨论。

备注：请同学们课前预习本任务点的内容，并完成以上表格内任务。

项目九 生殖系统

生殖是指生物体为了保证种族延续，生长发育到了一定阶段，会产生与自己相似个体的生命过程。人体的性器官发育成熟以后，也就具有了产生后代的能力，这个就是通过生殖系统来完成的。生殖系统根据性别可分为男性生殖器和女性生殖器两部分，生殖器又可根据所处位置不同分为外生殖器和内生殖器。

一、学前儿童生殖系统的特点

男性的外生殖器包括阴茎和阴囊；内生殖器包括睾丸、附睾、输精管、精囊、射精管和前列腺等（图1-9-1）。睾丸能产生精子和分泌性激素。

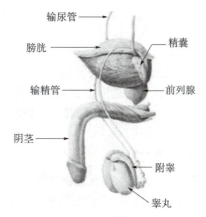

图1-9-1 男性生殖系统

女性的外生殖器主要有大阴唇、小阴唇、阴蒂和前庭大腺等；内生殖器包括卵巢、输卵管、子宫和阴道（图1-9-2）。卵巢能产生卵细胞和分泌性激素。

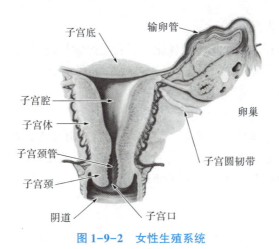

图1-9-2 女性生殖系统

学前期是儿童性心理的发育关键期，应抓住这个关键时期，对学前儿童适时地、科学地进行性教育。

10岁以前生殖系统发育是较缓慢的，尤其是学前期，到青春期以后生殖系统才迅速发育。男孩和女孩进入青春期的时间不同，一般情况下，男孩在12岁左右，女孩在10岁左右。但由于各种原因也有出现性早熟（第二性征出现）的，男孩不足10岁，女孩不足8岁。

103

案例讨论

多多今天来园时告诉李老师说，爸爸妈妈吵架了，爸爸说妈妈生不出儿子，要和妈妈离婚。多多说她很害怕。李老师和多多妈妈沟通后得知，多多妈生完多多，怀孕好几次发现都是女孩就做人工流产了。因为生不出男孩，家里经常吵架，公公婆婆也瞧不起她和多多。

请用生殖系统知识解释，生男生女仅和妈妈有关系吗？愚昧无知可能会给多多家庭带来哪些不幸？作为新时代幼儿教师，对于普及生殖科学知识我们能做什么？

二、学前儿童生殖系统的生活保育

（一）要注意科学的性教育

幼儿园如厕时，幼儿会对"为什么我蹲着尿，他站着尿"产生好奇心理；还会对"我是从哪来的"之类的问题感兴趣。学前期是形成性角色、发展健康的性心理的关键时期。家长和教师要注意对幼儿进行科学的、系统化的性教育，使幼儿形成正确的性别自我认同，防范性侵害。

（二）注意外生殖器的清洁卫生

学前儿童应养成良好的生殖卫生习惯：衣服宽松适度（尤其男孩，内裤要纯棉宽松），不穿开裆裤，内裤勤换洗；从前向后擦大便；每晚清洗外阴（尤其是女孩），做到"一人一盆一巾"；不玩弄生殖器。

（三）防止生殖器外伤

在日常生活中，学前儿童（特别是男孩）要尽量避免翻越或跨骑栏杆等锐利硬物，防止生殖器外伤的发生。

（四）合理运动保护盆腔

学前儿童盆腔骨骼还未完全愈合和骨化，若女童经常从高处跳下或盆腔受到猛烈撞击，会使盆腔损伤或畸形，影响子宫正常发育，可能会引起不孕、难产等，所以运动要适当，注意保护盆腔正常发育。

（五）生殖器官的疾病应早发现早治疗

如果学前儿童的生殖器官出现炎症，或在学前期就出现性发育（或发育异常）迹象，应引起重视，带学前儿童去正规医疗机构及时诊断治疗。学前儿童生殖器官发育异常疾病多见于男孩，常见病有隐睾、包茎和包皮过长等。

课后提高

完成生殖系统思维导图

模块二

托幼机构集体卫生与保育

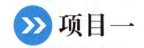

托幼机构儿童生长发育评价

学习目标

1. 知识目标

能叙述学前儿童生长发育的规律；能描述儿童年龄阶段的划分及各阶段的特点。

2. 能力目标

能分析影响学前儿童生长发育的因素，能对学前儿童的生长发育状况应用常见评价指标进行测量和评价。

3. 素质目标

"生命感悟分享"活动，使学生清楚生命发生、发展、完善和死亡的整个过程的神奇、艰辛和伟大，引导学生珍爱生命、崇尚生命。

任务一　了解生长发育

请扫码观看视频，完成表 2-1-1，了解生长发育学习任务单。

生长发育的概述

表 2-1-1　了解生长发育学习任务单

想一想	同学们，你在生长发育过程中，印象最深刻的发育阶段是哪个？请你谈谈对它的感受。
问一问	同学们，请你将自己感兴趣的关于生长发育各阶段的问题记录下来，以便在课堂讨论。

备注：请同学们课前预习本任务点的内容，并完成以上表格内任务。

一、基本概念

（一）生长

生长是指各个组织器官以及全身的大小、长短和重量的增加与变化，是个体在量的方面的变化，例如，手变大、腿变长、个子增高、头变大等。这些变化都是可以用度量衡测量出来的形态上的改变。

（二）发育

发育是指细胞、组织、器官和系统在功能上的成熟与完善，是个体在质的方面的变化。例如，孩子1岁和15岁时肾的发育较为显著。

生长和发育既不相同，也不独立，它们相互依存，密不可分，包含了机体质和量两方面发育过程的动态变化。例如，大脑在增加重量的同时，大脑皮层的记忆、思维功能也在不断地完善。

（三）成熟

成熟是指生长发育达到的一种完备状态。成熟标志着个体发育在形态、生理、心理上全面达到成人的阶段。例如，人体的成熟是指在身高、体重方面已达到一定水平，骨骼、牙齿的钙化已经完成，性发育也已成熟，具有生殖第二代的机能等。

生长发育是衡量儿童身体健康状况的一个重要指标。儿童新陈代谢的特点是同化作用显著大于异化作用，表现为身体不断的生长发育。只有了解学前儿童生长发育的特点，掌握其生长发育的规律，才能积极创造适宜条件，科学开展学前教育，使学前儿童身体的生长发育潜力得到最大的发挥。

二、儿童的年龄分期及发育特点

生长发育是一个连续的过程，这个过程既有量变，又有质变，因此形成了不同的发育阶段。根据儿童的平均发育水平，人为地将生长发育过程划分若干个年龄期，便于针对不同年龄期的身心特点，在教养、生活、学习等方面提出合理要求，并进行保健指导。但是也要明白，各年龄期相互是连续的，并无固定、明显的界限。

（一）胎儿期

胎儿期是指从受精卵的形成到分娩的这个时间段。胎龄从孕妇末次月经的第1天算起为40周，280天，以4周为一个妊娠月，即我们通常所说的"怀胎十月"。

胎儿期特点是：胎儿完全依赖母体生存，组织器官正在形成，母体的身体和生活状况对胎儿健康影响较大，尤其是胎内前3个月胚胎期，是胎儿各系统器官分化形成的关键时期，对之后胎儿的良好发育起关键性作用。

母体的身体状况、情绪、营养、卫生环境等均可影响胎儿的生长发育。这个阶段应注意孕期保健，如生活要有规律，避免情绪激动；多摄取富含营养的食品；防止各种疾病尤其是病毒性疾病的感染；防止接触各种有毒物品和放射源等。以保证胎儿正常生长发育，预防各种先天性畸形，以达到优生的目的。

（二）新生儿期

新生儿期是指从胎儿娩出结扎脐带开始到出生后28天。新生儿期特点是从胎内依赖母体生活转到胎外独立生活，全身各系统面临着巨大挑战。从胎内转到胎外生活，面临着内外环境的巨变，要面临和母体内不同的温度、湿度、光线等的刺激。新生儿面临着"闯三关"，即营养关、温度关、感染关。如新生儿首先要自主呼吸、血液循环发生改变、自己吃奶、自己消化和排泄，还必须自己去适应千变万化的环境，如易变温度、声光刺激等。因此，要注意新生儿的保健，加强护理，包括喂养、保暖及脐带、皮肤和黏膜的清洁，预防感染性疾病，帮助新生儿顺利度过这一重大转折期。最好进行母乳喂养，并做好清洁消毒工作。

（三）婴儿期

婴儿期是指从出生29天到1岁，也称乳儿期，是小儿生长发育最迅速的阶段。例如，身长在第一年中增长了50%，体重增长了2.2倍。从一天把2/3的时间用在睡眠上，变为"眼观六路、耳听八方"的活泼可爱的小宝宝。此阶段婴儿所需营养以母乳为主，并逐渐添加辅食，母乳是婴儿最好的食品，应大力提倡母乳喂养。另外，由于生长迅速，对营养素和能量的需求相对较大，但消化功能尚不完善，容易发生腹泻和营养不良。到出生后5~6个月，来自母体的免疫力逐渐消失，抵抗力较差，容易患传染病。此阶段要重视传染病的预防，按时进行预防接种和健康检查。培养良好的卫生习惯，加强生活护理，经常接触新鲜空气、晒晒太阳，保持口腔、皮肤清洁，避免环境中不良因素的影响和增强机体适应外界环境的能力。

（四）幼儿前期

幼儿前期是指1~3岁这个阶段。幼儿前期主要特点是身长、体重的增长减慢，乳牙全部出齐，动作发展迅速，语言思维能力增强，智能发育较快。此期膳食从母乳转换到普通饭菜。此年龄阶段的儿童对外界危险事物识别能力不足，容易发生意外创伤和中毒等事故；另外，由于此时的免疫力仍然较低，容易患传染性疾病，应做好疾病的预防工作，加强预防接种；同时防止中毒或创伤等意外事故的发生；另外，还要对他们进行适当的早期教育，养成良好的生活卫生习惯。

（五）幼儿期

幼儿期是指3~6岁，即幼儿园阶段。这个年龄段的特点有体格发育减慢，但四肢增长较快，神经系统发育也仍然较快，智能发育进一步增强，求知欲强，好奇好问好模仿，运动的协调能力不断完善，能从事一些精细的手工操作，也能学习简单的图画和歌谣，这些为学前教育和小学教育奠定了生理基础。保教人员要给予适当的引导、启发和教育，发挥幼儿的智力潜能，同时注意言教、身教，为幼儿树立榜样，从小培养良好的道德品质。同时加强户外活动，充分利用日光、空气和水，进行体格锻炼，供给充足的营养，进行安全教育和卫生习惯的培养。

（六）学龄期

学龄期，指的是从6~7岁入学起到12~14岁进入青春期为止。除生殖系统外，其他器官、系统的发育已接近成人水平。脑的形态结构发育基本完成。智能发育加速发展，理解、分析、综合能力逐步完善，感情逐渐稳定，自觉性开始发展。此阶段应注意培养良好学习和生活习惯，培养正确的坐、立、行姿势，预防脊柱弯曲；防治龋齿，保护视力。此期心理、情绪容易波动，家庭、学校和社会对他们的影响较大，所以还需加强思想品德教育。

（七）青春发育期

青春发育期是指从 13~20 岁，从生长突增开始到生长完全停止，又称发育期。此期可塑性大，应注意引导和培养。

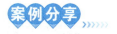

请分享从出生前一年到步入大学校园这段时间里，与你的生长发育有关的、令你感动的或难忘的事件，通过事件分享谈谈你对生命的理解。

任务二　生长发育规律及影响因素

生长发育的规律及影响因素

请扫码观看视频，完成表 2-1-2 生长发育规律及影响因素学习任务单。

表 2-1-2　生长发育规律及影响因素学习任务单

	同学们，请谈谈你在生长发育过程中，对你生长发育影响比较重要的因素。	
想一想	内因	
	外因	
问一问	同学们，请你将自己感兴趣的关于生长发育规律及影响因素的问题记录下来，以便在课堂讨论。	

备注：请同学们课前预习本任务点的内容，并完成以上表格内任务。

一、学前儿童生长发育的一般规律

(一) 生长发育是由量变到质变的复杂过程

儿童的生长发育是由量变到质变的复杂过程,不仅表现为身高体重的增加,还表现为器官的逐渐分化,功能的逐渐成熟。量变和质变通常是同时进行的,但各有一定的缓急阶段。

(二) 生长发育既有连续性又有阶段性

生长发育是一个连续、统一的过程。在这个连续的过程中,又表现出阶段性,每一个阶段都有它独有的特点,并且前后阶段互相衔接。

儿童的生长发育是有阶段性的,每个阶段各有特点,各阶段按顺序衔接,不能跳跃。如会走路之前必先经过抬头、转头、翻身、直坐、站立等发育步骤。其中任何一个环节产生障碍,都会影响整个婴儿期的发育,并使幼儿前期的发育延迟。

身体各部分的生长发育有一定的程序,一般遵循由上到下、由近到远、由粗到细、由低级到高级、由简单到复杂的规律。例如在胎儿期的形态发育的顺序:头部领先,其次是躯干,最后为四肢。再如,婴儿期的动作发育的顺序:首先是头部的运动(抬头、转头),以后发展到上肢(取物),再发展到躯干的活动(翻身与直坐),最后发展到下肢的活动(爬、立、行)。这个由头部开始逐渐延伸到下肢的发展趋向也叫"头尾发展规律"。从上肢的发育又可以看出,在初生时,只会无意识地乱动,手几乎不起任何作用;4~5个月时,才能有意识地去拿东西,但这时只会用全手一把抓;到10个月左右才会用指尖去拿东西;要在1岁左右才会灵巧地用两个手指捏起细小的物体。这说明动作是由整个上肢逐渐发展到手指,由身体正中向侧面发展。这称为"正侧发展规律"。

(三) 生长发育的速度是波浪式的,身体各部分的发育比例也不相同

儿童生长发育的速度并不是直线上升的,而是呈波浪式的、不等速的,在整个生长发育期,全身和大多数器官、系统有两次生长突增高峰,第一次是在胎儿期,第二次是在青春发育初期,而且女比男大约早2年出现(图2-1-1)。

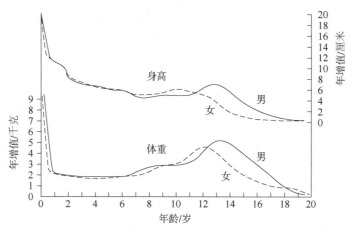

图 2-1-1 身高、体重随年龄增长曲线图

在生长发育的过程中,身体各部分的发育比例是不同的。即从胎儿时较大的头颅、较

长的躯干和短小的双腿，发育到成人时较小的头颅（占 1/8）、较短的上身和较长的双腿（图 2-1-2）。

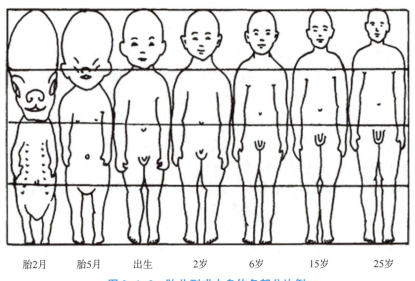

图 2-1-2 胎儿到成人身体各部分比例

（四）身体各器官系统的发育是不均衡的，但又是统一协调的

身体的不同器官或系统的发育不是同时进行的。某一器官可能增长得快，另一些器官增长得比较慢，有的器官却在一定阶段趋于退化。呈现出不同的发育趋势：神经系统领先发育；淋巴系统发育得最快；生殖系统发育较晚（图 2-1-3）。

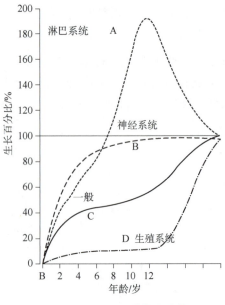

图 2-1-3 不同系统发育趋势

（五）生长发育具有个体差异性

每个儿童的生长发育有其自身的特点。由于先天遗传以及先天、后天环境条件的不同，个体发育无论是身体的形态还是机体的功能都存在着明显的差异。每个儿童的体型（高矮

胖瘦)、生理功能(强弱)和心理特点(智力高低)是各不相同的,没有两个幼儿的发育水平和发育过程完全一样,即使在一对同卵双生子之间也存在微小的差别。先天因素决定一个孩子发育的可能性,后天因素决定他发育的现实性。

(六) 生理发育和心理发展相互关联

生理和心理的发育在儿童身上是统一的。生理发育是心理发育的基础,而心理的发展也同样影响生理功能。幼儿生理和心理之间相互发生重要的影响。生理上的缺陷会引起心理不正常的发展。

总之,幼教工作要想促使幼儿生长发育达到最高水平,就必须认识和掌握幼儿从小到大生长发育的规律,以及影响幼儿生长发育的因素,才能有的放矢、更有效地采取各种有力的措施,保证幼儿体智德美得到全面发展。

二、影响学前儿童生长发育的因素

影响生长发育的因素很多,概括起来有两类:内在因素和外在因素。也可分为先天因素和后天因素。

(一) 内在因素

1. 遗传

骨骼系统的发育受遗传因素的影响较大。在良好的生活环境影响下的儿童,其成年身高在很大程度上取决于父母的身高。子女达到成人时身高可用下列公式来计算:

$$儿子成人时身高(厘米) = \frac{(父身高+母身高) \times 1.08}{2}$$

$$女儿成人时身高(厘米) = \frac{父身高 \times 0.923 + 母身高}{2}$$

2. 性别

一般男孩比女孩重而高,但女孩青春发育期比男孩早。

3. 内分泌

脑垂体、甲状腺、肾上腺等内分泌器官及激素都与小儿生长发育有关。大脑发育不全或内分泌器官发育异常都会严重影响幼儿的生长发育。

(二) 外在因素

1. 母亲的健康状况

孕母早期如受到精神创伤、患感染性疾病、X射线照射、服药、中毒等都会影响胎儿发育(导致胎儿畸形或先天性疾病)。母亲孕期营养不良,可导致早产或出生时体重过轻,并伴有脑细胞减少及智力发育迟缓等现象。哺乳期母亲的营养、工作条件及情绪状况也会影响婴儿的生长发育。

2. 营养

合理而充足的营养是保证儿童生长发育的物质基础。儿童必须不断由外界吸收足够的各种营养素,尤其是足够的热量和优质的蛋白质、足够的铁、钙和各种维生素等,作为生长发育的物质基础。营养丰富而且平衡的膳食能促进生长发育,反之,营养缺乏或不合理的膳食不仅影响正常的生长发育,还会导致各种营养缺乏症。

3. 疾病

疾病对生长发育有直接影响。不同的疾病对生长发育的影响程度不同，这取决于疾病涉及的部位、病程的长短和疾病的严重程度。疾病可以干扰正常的能量代谢，尤其在体温过高时，不仅使酶系统的正常功能受损，还能增加各种营养物质的消耗。有些疾病还会严重影响器官的正常功能等，如胃肠道疾病影响儿童消化吸收，导致营养不良、体重减轻，甚至推迟动作和语言的发展。某些急性传染病如流脑、乙脑、灰质炎等，不仅会造成严重的后遗症，还会威胁儿童的生命。麻疹、百日咳、急性肠道感染等，如果治疗不当或加上并发症时，也会影响生长发育。慢性疾病的影响更为明显。如第三世界国家的儿童常因感染由细菌、病毒、原虫等引起的慢性疾病而导致明显的发育障碍。又如克丁病、大骨节病、严重的先天性心脏病、结核病等直接威胁着儿童的健康发育。因此，积极防治儿童常见病、传染病和寄生虫病，对保证儿童的正常发育是十分重要的。

4. 体育锻炼

体育锻炼是促进儿童身体发育和增强体质的有效手段。体育锻炼可以加快机体的新陈代谢，提高呼吸、运动和心血管系统的功能。特别能促进骨骼和肌肉的发育。因此经常参加锻炼的儿童，不仅可使肌纤维变粗、肌肉重量增加，而且还能促进骨骼的生长发育，加速骨的钙化，使骨质更加粗壮坚实，同时也促进韧带的发育，增加关节的牢固性和灵活性。总之，经常参加锻炼的儿童，身高、体重、胸围等方面的发育都较理想。体育锻炼还可以使人精神饱满、心情愉快、食欲增加，促进营养物质的消化吸收，可减少疾病，增强体质。

5. 生活制度

有规律有节奏的生活制度，足够的户外活动，适当的学习和劳动，定时进餐和充足的睡眠，有利于促进儿童的生长发育。因为在合理的生活制度下，儿童身体各部分的活动与休息能得到适当的交替，可消除疲劳；身体的营养消耗也可得到及时的补充，可保证机体的正常代谢。有些小儿在家里生活无规律，身高、体重增加得都比较慢，容易得病；而住进托儿所、幼儿园后，生活有规律，不仅身高、体重明显增加，而且动作的发展也加快了。

6. 药物

如果用药不当或过量，就会对生长发育有不良的影响，因此，对幼儿用药应谨慎小心。如氯霉素可影响新生儿的呼吸循环，甚至造成死亡。链霉素会造成听力减退和耳聋。日常用的磺胺药和青霉素等，过敏体质的幼儿用后可能会发生过敏，重者会危及生命。孕妇在妊娠中期服用四环素族，会使乳牙变成黄色，并可引起牙质发育不良及骨生长障碍。

7. 季节与气候

一般来说，在春季身高增长最快，在秋季体重增长最快。9—11月份体重增加最快，而在炎夏季节还可以有体重减轻的趋势。3—5月份，身高增加较快，相当于9—11月份3个月身高增加的2~2.5倍。

8. 社会因素

社会因素对儿童生长发育的影响是综合性的，如贫困、食物缺乏、文化落后、疾病流行、居住拥挤、缺乏必要的卫生设施等都严重影响着儿童的身心发育。父母的职业和经济状况也起着重要作用。中华人民共和国成立后，由于人民生活水平的提高、医疗条件的改善、预防接种的普及，几种危害儿童健康的传染病得到基本控制，儿童生长发育水平有了明显提高。一些调查表明，在同样经济条件下，家庭人口的多少尤其是子女的多少，对儿童生长也有一定的影响。

此外，大气、水和土壤中有害物质的污染，以及噪声的危害，对儿童生长发育都有不良的影响。

任务三 生长发育测量评价

学前儿童生长发育的评价指标及测量评价

请扫码观看视频,完成表 2-1-3 生长发育测量评价学习任务单。

表 2-1-3　生长发育测量评价学习任务单

想一想	同学们,在你的生长发育过程中,你的发育状况主要用什么方法评价?请谈谈对它的理解。	
问一问	同学们,请你将自己感兴趣的关于生长发育测量评价的问题记录下来,以便在课堂讨论。	

备注:请同学们课前预习本任务点的内容,并完成以上表格内任务。

一、学前儿童生长发育的评价指标

评价学前儿童的生长发育有一定的指标,包括形态指标、生理功能指标、心理指标等。

(一) 形态指标

生长发育形态指标是指身体及其各部分在形态上可以测出的各种量度。形态指标包括长、宽、围、厚、重五类。评价学前儿童的生长发育时,最常用的形态指标是体重和身高、胸围、头围、坐高、上臂围和皮褶厚度等指标。它们不仅测试方便,而且能为准确评价生长发育的水平和速度提供重要信息。

1. 身高(长)

身高(长)指头顶至足底的长度,反映幼儿的长期营养状况和生长速度。身高(长)包括头部、躯干和下肢的长度,幼儿期头部发育较早,下肢发育较晚。

新生儿出生时身长平均50厘米;第一年快速增长,1岁可达75厘米;第二年生长减速,2岁约为87厘米;2岁后至青春期前,身高平稳增加,每年约增加7厘米。

2. 体重

体重是反映近期营养状况最常用的指标。

出生体重与新生儿的胎次、胎龄、性别以及宫内营养有关。正常足月头胎男婴出生体重平均为3.3千克、女婴为3.2千克。与身高增长模式相似,体重增长亦非等速增加,出生后头3个月体重增加最快,至1岁时体重约为出生体重的3倍,2岁约为4倍;2岁后至青春期前,稳速增长。受营养和活动水平影响,幼儿体重波动范围较宽。

3. 头围

头围可反映脑和颅骨的发育程度。

胎儿脑的发育最早,故新生儿出生时头相对较大,头围平均34厘米,1岁约46厘米,2岁约48厘米,5岁约50厘米;15岁时接近成人的头围,54~58厘米。

4. 胸围

胸围在一定程度上反映心肺功能的发育状况,故常用于体育锻炼的效果评估。

新生儿的胸围小于头围,出生时平均32厘米;1岁时约等于头围;1岁后胸围应大于头围,其差数(厘米)在青春期前约等于幼儿的年龄。

5. 坐高(顶臀长)

坐高(顶臀长)是从头顶至坐骨结节的长度。可表示躯干的生长情况,与身高比较时可说明下肢与躯干的比例关系。坐高占身高的比率随年龄增长而降低。

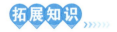

其他评价指标

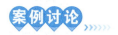

案例讨论

沙发族

暑假来临,又到了幼儿园孩子们欢欣雀跃的时候了。看电视,吃零食,很多孩子都成了"沙发族",宅在沙发里。看完电视转播的动画,又转向电脑连播。这种缺乏户外活动、靠零食度日、不按时作息的生活方式,给孩子健康带来极大危害。很多孩子开学体检时,视力和体质严重下降、体重急剧上升,身高却维持原状。

思考与讨论:
1. 暑期孩子们这种"沙发族"的生活方式会对他们带来哪些危害?
2. 影响孩子健康的因素都有哪些?
3. 针对以上案例,如果你是幼儿教师,你会采取什么样的家园合作方式,改变上述情形?

(二)生理功能指标

生理功能指标是指身体各器官、各系统在生理功能上可测出的各种量度。生长发育中的学前儿童在生理功能方面的发育变化更为迅速,受外界条件影响且变化范围更广。一般来说,生理功能可从以下几个方面进行测定:

(1)以脉搏、血压为基本指标测定心脏、血管的功能,也可以进行心电图、心血流图观察。
(2)以呼吸频率、呼吸差和各种肺活量为基本指标测定呼吸功能。
(3)以握力、背肌力及静力性肌耐力为基本指标测定运动系统功能。
(4)最大耗氧量作为综合运动能力指标,可以全面观察骨骼肌肉、心脏血管和呼吸机能相互配合的能力。

(三)心理指标

一般通过感觉、知觉、记忆、思维、想象、情感、意志、语言、能力和性格等进行观察。通过对学前儿童心理的观察和研究,可以针对学前儿童从小到大的年龄特征提出心理卫生的措施,促进学前儿童全面的生长发育。

二、学前儿童生长发育的测量方法

准确而稳定的测量结果是正确评价的前提,提高测量准确性的技术要求包括:测量前要校正测量仪器、统一测量方法,测试人员要熟练掌握测试技术;测试时,场地安排、检查流程、人员配合要合理,减少测试误差。

(一)身高的测量(表2-1-4)

表2-1-4 身高的测量

要求	具体说明
正确的测量工具	立式身高测量仪
测量时间	人体在一天中的不同时段的身高会有一定的变化,如傍晚时的身高比早晨矮,因此测量时间最好固定在每天的同一时段,以保证数据的精确性

续表

要求	具体说明
测量方法	①让幼儿以立正的姿势站在仪器的底板上，脚跟并拢，手臂下垂，身体自然挺直 ②让幼儿将肩胛角尖、臀部和足跟三点靠在测量仪的垂直立柱上，头部保持正直，水平目视前方 ③测量时将测量仪上端的滑测板轻压幼儿头顶，读数以厘米为单位，精确至小数点后一位

（二）体重的测量（表2-1-5）

表2-1-5　体重的测量

要求	具体说明
测量工具	目前为幼儿测量体重的仪器主要选用两种，一种是身高、体重一体机，一种是专门测量体重的体重计。无论选用哪一种，使用前均应仔细检查并校准数字，以保证数据的准确性
测量时间	人的体重在饭后和傍晚时会增加，而在剧烈运动后会减轻，因此幼儿测量体重的时间最好选在晨起空腹排便后进行，以免出现较大误差
测量方法	幼儿站在体重计上，读数以千克为单位，精确至小数点后一位

（三）头围的测量（表2-1-6）

表2-1-6　头围的测量

要求	具体说明
测量工具	软尺
测量方法	①幼儿取立位 ②测量者寻找幼儿两条眉毛的眉弓（即眉毛的最高点） ③将软尺的零点（0厘米部分）放在眉弓处，以此为起点 ④将软尺沿眉毛水平绕向幼儿的头部后方 ⑤寻找幼儿脑后枕骨结节，并找到结节的中点（在幼儿头围测量中，这是脑后的最高点） ⑥软尺绕过幼儿后脑结节中点后绕回至起点，读数以厘米为单位，精确至小数点后一位

（四）胸围的测量（表2-1-7）

表2-1-7　胸围的测量

要求	具体说明
测量工具	软尺
测量方法	①幼儿取立位 ②测量者用左手拇指固定软尺的零点置于幼儿乳头下缘，并以此为起点 ③右手拉软尺绕过幼儿右侧后背，经过两侧肩胛骨下角再经左侧后背回到零点，读数以厘米为单位，精确至小数点后一位

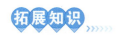

其他指标的测量方法

三、学前儿童生长发育的评价

（一）生长发育的评价标准

生长发育的评价标准是用以评价个体或集体儿童生长发育状况的统一尺度。一般是在某一段时间内，在一定的地区范围，选择有代表性的幼儿，就某几项发育指标进行大数量的测量，并将测量数据做统计学处理（计算各种指标的均值、标准差，做出图、表），所得的资料即为该地区个体和集体儿童的发育评价标准。

由于不同地区、不同时期、不同种族儿童的生长发育存在一定的差异，因而生长发育标准具有相对性和暂时性。各地不宜采用统一的标准。比如，我国儿童的身高每隔10年，平均增长值男为2.56厘米、女为2.29厘米，所以生长发育标准是相对的、暂时的，不是绝对的、永久的，只能在一定地区及一定时间内使用，每5~10年就应重新修订一次。故在制定和使用标准时要特别注意标准的时间性、地区性。

（二）学前儿童生长发育的评价方法

目前常用的是五等级评价法、曲线图评价法和综合评价法。

1. 五等级评价法

五等级评价法是以某项评价指标（如体重）的均值（x平均）为基值，以其标准差标（s）为离散距，将发育水平分为五个等级：上等（$+2s$以上）、中上等（x平均$+s$至x平均$+2s$）、中等（x平均$\pm s$以上）、中下等（x平均$-s$至x平均$-2s$）、下等（x平均$-2s$以下），由此制成该指标的发育等级。

等级评价法常用的指标是身高和体重。个体儿童的身高、体重数值在标准均值$+2s$和$-2s$范围内，均被认为正常，这个范围包括了大约95%的儿童。在标准均值$+2s$和$-2s$以外的儿童也不能简单地判断为异常，必须在连续观察、深入了解的基础上，结合疾病、营养、家族遗传等具体情况再做结论。

2. 曲线图评价法

发育曲线图评价法与五等级评价法一样，只是将五个等级用曲线图来表示（图2-1-4）。

例如，以年龄为坐标，身高为纵坐标，将不同儿童的x平均，x平均$+s$，x平均$+2s$，x平均$-s$，x平均$-2s$分别标坐标图上，连成5条曲线，即成了身高发育标准曲线图。只要定期测量身高，标在图上，并把点连成线，就形成生长曲线。将孩子的生长曲线与标准曲线相比较，就可得知孩子随年龄增长身高的增长情况；也可以将一个班一个园儿童实测数据标在图上，了解整个群体不同发育水平的儿童的比率。

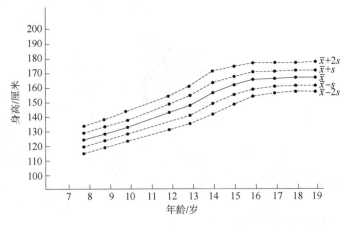

图 2-1-4　身高发育标准曲线图示例

3. 综合评价法

（1）综合评价法。这是世界卫生组织（WHO）近年来推荐的一种国际通用的评价方法。它用三项指标，即年龄别身高、年龄别体重和身高别体重全面评价儿童的生长发育状况。我国卫计委规定，在评价儿童的体格发育时，也应采用这种评价标准。"年龄别身高""年龄别体重""身高别体重"是该标准使用的三把"尺度"。

所谓"年龄别体重"和"年龄别身高"，是指相对于某一年龄来说，应有的体重和身高范围。在标准中有三组数字：-2SD、中位数、+2SD。-2SD 为最低限，+2SD 为最高限。最低限至最高限之间为正常范围。但是，仅用"年龄别体重"和"年龄别身高"这两个尺度，并不反映儿童的体型是否匀称，因此还要加上"身高别体重"。所谓身高别体重是指相对于某一身高来讲，应有的体重。身高别体重更能反映儿童身材的匀称程度。

（2）对营养不良的评价。

评价儿童是否营养不良，应采用年龄别身高和身高别体重这两把尺子来衡量（表2-1-8）。

表 2-1-8　营养不良评价表

评价标准		身高别体重	
		正常	低于正常
年龄别身高	正常	正常	消瘦
	低于正常	发育迟缓	严重慢性营养不良

单纯年龄别身高低于正常者叫发育迟缓；单纯身高别体重低于正常叫消瘦。若两者均低于正常，则为严重慢性营养不良。

查阅《7岁以下儿童生长标准》，只需将需要评价的孩子真实数据测量，与表中数据对比即可得出评价结果。

项目一 | 托幼机构儿童生长发育评价

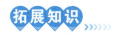

《7岁以下儿童生长标准》

《国民体质测定标准》（幼儿部分）

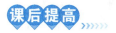

完成儿童生长发育评价思维导图

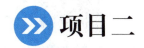

托幼机构体格检查

▶ 学习目标

1. 知识目标

能叙述托幼机构体格检查的目的；能描述体格检查的种类及相应的要求；清楚晨午检步骤。

2. 能力目标

保育实习过程中，能运用每日晨午检的检查步骤对学前儿童入园时、午睡后进行体格检查，熟练进行全日观察。

3. 素质目标

通过学习托幼机构的卫生保健制度，能采取正确的步骤进行入园晨检，能用简易方法对幼儿进行体格检查。将来在托幼机构工作中，树立科学的工作方法、严谨的工作态度，同时培养爱岗敬业、热爱幼儿的心理体验。

任务　托幼机构体格检查

托幼机构健康
检查制度

请扫码观看视频，完成表 2-2-1 托幼机构体格检查学习任务单。

表 2-2-1　托幼机构体格检查学习任务单

做一做	同学们，请认真参加幼儿园保育实习工作，将幼儿园晨检、午检和全日观察情况记录在下表中。	
	项目	工作内容
	晨检	
	午检	
	全日观察	
问一问	同学们，请你将保育实习过程中，自己感兴趣的关于托幼机构体格检查的问题和案例记录下来，以便在课堂讨论。	

备注：请同学们课前预习本任务点的内容，并完成以上表格内任务。

托幼机构体格检查是托幼机构保健工作中的一项重要内容。它是指对健康学前儿童进行定期或不定期的体格检查。体格检查要对学前儿童的健康发育状况进行全面的评价。通过全面系统的体格检查，可以了解学前儿童的生长发育和健康状况，并能尽早发现学前儿童的疾病和生理缺陷，以便及早进行矫治。

学前儿童的健康检查包括入园前的健康检查、入园后的定期健康检查以及每日的健康观察。

一、学前儿童的健康检查

（一）入园前的体格检查

学前儿童在入园前一周内，要进行一次全身体格检查，以便了解学前儿童的健康状况及生长发育的特点，鉴定学前儿童是否适合过集体生活，并防止将传染病带入幼儿园。经检查无传染病或其他严重疾病后，才能入园。学前儿童入园时要详细填写健康卡片。这项检查一般在当地妇幼保健医院或者特约医疗单位进行。

检查的主要项目包括既往疾病史，预防接种史，传染病接触史，测量身长、体重等。

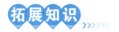

幼儿园新生入园体检须知

（二）定期的健康检查

1. 定期体格检查

1岁以内的学前儿童，每3个月检查一次，1周岁时做一次总的健康评价；1~3岁，每半年检查一次，3岁时做一次总的健康评价；3~7岁，每年检查一次，7岁时做一次总的健康评价。每次检查都要做好记录，并及时对发现的疾病进行矫治。

2. 定期测量身高体重

一般每半年为学前儿童测量一次身高，每隔1~3月测一次体重。做好记录，并进行分析比较。对生长发育指标低于或高出正常范围的学前儿童，应注意动态观察并分析原因，采取有效的措施。

3. 定期健康检查的目的

（1）全面衡量学前儿童生长发育情况。学前儿童的形态发育（包括身长、体重）是否符合年龄标准，处于何种状态；身体各部分（包括皮肤、皮下脂肪、胸廓、脊柱、牙齿等）发育是否正常，功能是否健全；动作发育，包括头、颈、胸、背和四肢的发育和动作的发展是否正常；智力的发展是否正常等。

（2）发现特殊学前儿童及时矫治。体弱儿，包括维生素D缺乏性佝偻病、学前儿童营养性缺铁性贫血、反复呼吸道感染的病儿等，要进行精心的照顾和管理，并采取相应的防治措施，对中度以上贫血或活动期佝偻病患者，要建立管理卡片；体重增长不良及出生低体重儿,要使用生长发育监测图进行专案管理等;对智力发育偏低的学前儿童,应尽早查明原因,并能采取相应的措施进行矫治,最终保证学前儿童身心健康发展。

(三) 每日的健康观察

1. 晨午间检查

检查的主要目的是及时发现疾病或危险品,于学前儿童早晨入园、中午睡起时进行。应由有经验的保健人员认真执行,不能流于形式。

检查的步骤包括一问、二摸、三看、四查。即在学前儿童入园时,要询问有无发烧、咽痛、咳嗽、腹泻等症状,是否接触过传染病患者;摸摸学前儿童的额头、颈部、手心是否发烫,腮腺及淋巴结是否肿大;看看学前儿童的神态、口腔、眼、皮肤等有无异常;查看学前儿童口袋中有无不安全的东西,如别针、图钉、纽扣、弹珠等。

在观察中如发现学前儿童身体不适,应测量体温,发现可疑传染病者,应立即隔离观察。在传染病流行季节应有所侧重。

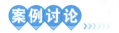

中秋节收假的第一天早上,玉玉的妈妈送女儿去幼儿园,收假的前一天她们去玉玉的表妹家玩,表妹正好患手足口病,但是快好了,玉玉的妈妈将这一情况告诉老师后,老师只是粗略地看了看玉玉的手心,没发现什么问题就让她进教室了。

党的二十大报告指出要建成"健康中国",在幼儿园工作中,科学的工作方法、严谨的工作态度对幼儿身心健康至关重要。请大家运用所学知识分析案例中老师的做法有何不妥,并简述幼儿园晨午检的目的和步骤,为实现"健康中国"贡献自身力量。

2. 全日观察

学前儿童在园所内的一日生活当中,保教人员要随时注意观察。观察的重点是:神态、食欲、睡眠、大小便、体温等,尤其是在传染病流行期间,更要注意学前儿童的健康情况,以便早发现、早隔离、早治疗。

二、工作人员的健康检查

托幼机构的工作人员要经常与学前儿童接触,照顾学前儿童的起居、饮食,对学前儿童进行教育和训练,为了预防传染病,减少疾病的发生,工作人员在参加工作之前,必须经过全面的体格检查(包括胸透、肝功能等,炊事人员应做大便培养),检查合格者才能参加工作。工作期间,每年进行一次全面的体检。若患有传染病或为带菌者,应立即离开工作岗位,治愈后并经医院证明已无传染性时,才能恢复工作。

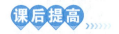

完成托幼机构体格检查思维导图

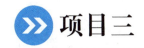 项目三

托幼机构卫生消毒

学习目标

1. 知识目标

能叙述托幼机构隔离制度和环境卫生制度的基本要求；能描述两种基本消毒方法的适用范围和具体用法。

2. 能力目标

能针对不同物品和用具合理采用不同的消毒方法，明确托幼机构建立并严格执行消毒制度，做好疾病预防工作的重要性。

3. 素质目标

通过"紫外灯误触导致幼儿眼睛受损"案例，能进一步明晰专项安全教育的重要性，明确消毒过程中注意操作规范，提高安全意识的重要性，切忌麻痹大意、违规操作而导致严重后果，对幼儿造成伤害，给幼儿园造成损失。

任务　托幼机构卫生消毒

请扫码观看视频，完成表 2-3-1 托幼机构卫生消毒学习任务单。

消毒、隔离制度与环境卫生制度

卫生消毒

表 2-3-1　托幼机构卫生消毒学习任务单

做一做	同学们，请认真参加幼儿园保育实习工作，将幼儿园卫生消毒情况记录在下表中。	
	项目	消毒方法及简单步骤
	餐具	
	果蔬	
	桌椅和门窗	
	被褥和床单	
	玩具	
	图书	
	厕所和便盆	
	地面	
	空气	
问一问	同学们，请你将保育实习过程中，自己感兴趣的关于幼儿园卫生消毒的问题和案例记录下来，以便在课堂讨论。	

备注：请同学们课前预习本任务点的内容，并完成以上表格内任务。

学前儿童正处于生长发育的重要时期，因其各器官、系统还未发育完善，抵抗力较弱，一旦接触到病原体就很容易患病，而消毒可以杀灭或清除停留在体外传播因素上的存活病原体，是切断疾病（尤其是传染病）传染途径的重要措施。因此，建立健全的卫生消毒、隔离制度，保证了学前儿童在园所的环境卫生、个人卫生以及学前儿童的健康成长。

一、消毒的基本方法

消毒方法一般可分为物理消毒法和化学消毒法。

（一）物理消毒法

1. 紫外线消毒法

由于紫外线辐照能量低、穿透力弱，主要适用于空气、物品表面和液体的消毒。另外，还可采取日光曝晒法，利用日光的热、干燥和紫外线作用达到消毒效果，常用于书籍等物品的消毒。将物品放在直射阳光下曝晒6小时并定时翻动，使物品各面被光照射。

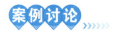

就读于某幼儿园大二班的依依最近老喊眼睛疼，且眼皮多处有脱皮现象，妈妈准备带女儿去医院检查，登录班级管理论坛准备向老师请假，论坛中有一条"急呼，你家孩子喊眼疼了吗？"的帖子引起了她的注意，原来和依依有同样症状的孩子为数不少。依依妈妈随后了解到两天前就有家长向园方反映这一问题，园方认为孩子眼睛可能进了脏东西感染了，并没有很重视，更没有通知相关家长关注孩子。事态进一步发展，大二班35名孩子全部出现类似症状，在家长们的强烈要求下，当地教育主管部门介入调查发现，原来肇事的是一盏闲置多年被保育员误触打开的紫外线消毒灯。

党的二十大报告中提出，要加强师德师风建设，培养高素质教师队伍。请同学们结合案例分析，幼儿园室内是否可以安装紫外线消毒灯？作为一名幼儿园老师应如何正确使用紫外线消毒灯？借此案例谈一谈提高教师素质、增强安全意识、避免违规操作的必要性。

2. 热消毒法

热消毒法是利用高温能使病原微生物的蛋白质凝固，达到杀灭病原微生物的目的，又分为干热消毒和湿热消毒：干热消毒方法有火烧、烘烤等；湿热消毒法有煮沸、流通蒸汽、高压蒸汽等。其中，煮沸是最简单有效的消毒方法，是托幼机构最常见的消毒方法。

具体方法：将物品刷洗干净后全部浸没在水中3厘米以上，加热煮沸后维持15分钟以上，注意：消毒时间要从水沸后算起。

（二）化学消毒法

利用化学制品的消毒药，配制后使用，是杀死病原体的一种有效方法，如托幼机构常用的含氯消毒液、过氧乙酸、漂白粉溶液等，适用于对门窗、地面、厕所、玩教具等物品的消毒。

1. 漂白粉

常用消毒剂，主要成分为次氯酸钙，其杀菌作用决定于次氯酸钙中含的有效氯的量。

漂白粉有乳剂、澄清液、粉剂三种剂型。虽有不稳定等缺点，但其价格便宜及杀菌普及范围广，主要用于饮用水、污水、排泄物及污染环境消毒。

2. 过氧乙酸

无色透明液体，有刺激性酸味和腐蚀、漂白作用，是强氧化剂，杀菌能力强，可用于浸泡、喷洒、熏蒸消毒物品。但是其具有腐蚀性和漂白性，因此一些物品及衣物消毒后必须立即洗涤干净。

3. 乙醇

临床最常用消毒剂，可与碘酊合用于皮肤消毒，浓度为 70%~90%，能迅速杀灭细菌繁殖体。

4. 来苏水

红棕色黏稠液体，有酚臭，溶于水，性质稳定，可杀灭细菌繁殖体与某些亲脂病毒。使用方法简单，可浸泡衣服、被单，擦拭家具、便器等，注意消毒后用水洗净。

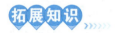

幼儿园 84 消毒液配比及配置方法

二、托幼机构的消毒制度

为了预防疾病发生，切断传染病的传播途径，防止传染病原体侵入机体，托幼机构应建立并严格执行消毒制度，对学前儿童的饮食具及用品进行经常性的消毒。

（一）餐具消毒

学前儿童用过的餐具要及时洗净，每日煮沸消毒一次，5~10 分钟。当发生菌痢或肝炎时，煮沸时间需加长。煮完取出后，注意保洁。有条件的托幼机构，也可用消毒碗柜、微波炉等对餐具进行消毒。

（二）水果消毒

食用前用清水洗净或用高锰酸钾溶液浸泡后冲洗干净，然后削皮。

（三）饭桌和抹布消毒

饭桌使用前后，用肥皂水或消毒液擦一遍，再用清水洗净。抹布每次用后要洗涤，并用开水烫，需要时也可定期用微波炉消毒。当发生传染性疾病时，应增加消毒次数。

（四）被褥和床单消毒

天然的棉絮是有机物，是细菌的可口美食，再加上流下的汗水或皮屑做"配菜"，可谓营养丰富，供养了细菌和螨虫等微生物，因而学前儿童的被褥和床单要定期洗晒消毒。发生传染病时可煮沸或用一定浓度的消毒剂消毒。如发生肝炎时，可用 0.5% 的过氧乙酸浸泡 2 小时。

（五）玩具消毒

玩具是学前儿童开展游戏不可缺少的用品，保持洁净极为重要，尤其是年龄小的学前儿童常爱把玩具放到嘴里，这就更需要经常消毒。消毒可根据不同性质的玩具采用不同的消毒方法，如阳光下曝晒或用消毒液浸泡等。

（六）图书消毒

图书存放在潮湿环境下常常会发霉、生蛀虫，经多人翻阅过的图书也常染有大量的微生物，所以，学前儿童读物应当进行适当的消毒处理。书最好的消毒方法是在强日光下曝晒，书页内的水气被蒸发后，翻动并拍去灰尘、虫卵等，至少每两周翻晒一次。

（七）厕所和便盆

厕所要每天打扫干净，每周用消毒水消毒一次。便盆每日刷洗干净后，用漂白粉或过氧乙酸溶液浸泡消毒。

（八）空气消毒

学前儿童的居室要经常开窗、通风换气，尤其是在冬春季。传染病发生后，要用漂白粉澄清液或过氧乙酸喷雾消毒，有时也可用食醋熏蒸。喷雾消毒时，最好在室内无人的情况下，因为它的强烈气味会刺激人的呼吸道黏膜，使人产生咳嗽等不适反应。

三、环境卫生制度

（一）室内

建立室内环境清洁制度，每天于学前儿童入园前做好室内的卫生工作。为避免尘土飞扬，采用湿式打扫，应经常开窗通风，保持室内空气新鲜，阳光充足。

（二）室外

要定期进行室外的清洁卫生工作。做到环境整洁无污染，地面平整，无碎砖石，活动场地不堆放杂物，垃圾箱要远离活动场所并加盖。有计划地做好园内的绿化工作。

（三）厕所

厕所做到清洁、通风、无异味，每日定时打扫，保持地面干燥。便器每次用后及时清洗干净、勤消毒。

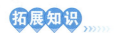

隔离制度

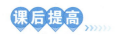

完成托幼机构卫生消毒思维导图

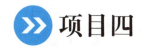

项目四

托幼机构营养膳食

▶ 学习目标

1. 知识目标

能叙述营养素的概念和分类；能描述各种营养素的功能和食物来源。

2. 能力目标

能根据托幼机构膳食配制原则和饮食卫生要求进行膳食配制。

3. 素质目标

通过"剩饭没坏"案例讨论，使学生认识到食品安全对于学前儿童身体生长发育有着重要的作用，健康的身体离不开健康的膳食，提高学生食品安全意识，培养学生严谨、认真、负责的工作态度。

任务一　了解营养学

请扫码观看视频，完成表 2-4-1 营养学学习任务单。

营养与热能的基础知识

供能营养素

非供能营养素

表 2-4-1　营养学学习任务单

想一想	同学们，你对营养学了解多少？你知道下面这些问题的答案吗？	
	1. 学前儿童的热能消耗与成人有何不同？	
	2. 学前儿童为了补充优质蛋白质，一天吃一个鸡蛋够吗？	
	3. 膳食纤维不能被人体利用，为什么要适当摄入？	
	4. 矿物质和维生素不含热能，为什么必须摄入？	
	5. 学前儿童喝什么水最健康，为什么？	
问一问	同学们，请你将自己感兴趣的关于营养学知识的问题记录下来，以便在课堂讨论。	

备注：请同学们课前预习本任务点的内容，并完成以上表格内任务。

一、营养与热能

（一）营养

营养是指人体摄取、消化、吸收和利用食物以维持生命活动的整个过程。合理的营养能够促进健康，营养缺乏和营养平衡失调则可引起疾病。

营养素是指食物中所含的能够维持生命和健康并促进人体生长发育的化学物质。目前已知的必需营养素有40多种，概括为六大类：蛋白质、脂肪、糖类、无机盐、维生素和水。

营养素的作用在人体的作用主要体现在三个方面：

一是供给人体热量，以维持体温以及人体正常的生理功能，保证人从事各种活动所需的能量。

二是构成和更新人体细胞组织，促进生长发育，帮助合成激素、抗体等重要物质。

三是调节生理功能，使机体各组织器官正常协调地运转。

学前儿童生长迅速，新陈代谢旺盛，所需要各种营养素和热能相对比成人多，为了保证儿童体格的成长和功能的正常发展，防止疾病，增强抵抗力，就必须供给儿童丰富的营养。

（二）热能

1. 热能

热能是人体进行生理活动和生活活动所需要的动力来源。食物中的糖类、脂肪、蛋白质在机体内经过氧化分解产生 CO_2 和水并释放出热量，供人体维持生命、生长发育和从事活动等之需。

人体不能直接利用太阳提供的光能，也不能利用外部供给的电能、机械能等。人体唯一能够利用的就是食物中产热营养素提供的热能。蛋白质、脂肪、糖类均可在体内分解产生热量，供给人体能量，称为三大产热供能营养素。无机盐、维生素和水不能产热供能，被称为非产热供能营养素。

营养学中一般将"kcal"（千卡）作为能量的单位。1千卡相当于1 000克水由15℃升高1℃所需要的热量。蛋白质、脂肪、糖类这三大产热营养素在体内每克所产生的热能分别是4千卡、9千卡和4千卡。若我们能知道食物中三大产热营养素的含量，就可推算出它们能提供给人们多少热量。《中国居民膳食营养素参考摄入量》建议：三大产热营养素每日所提供的热量应占总热能百分比分别是：糖类为55%~65%、脂肪20%~30%、蛋白质为10%~15%。糖类应作为热能的主要来源。

学前儿童基础代谢快，生长发育迅速，如果膳食中总能量长期供给不足，营养素就不能很好地发挥作用，这可使小儿发育迟缓、体重减轻、抵抗力下降，容易生病。而能量长期供给过多，也有潜在的不良影响，可发生肥胖症状，提早发生高血压，对一生健康不利，故应使能量的供给与消耗保持平衡。

2. 学前儿童热能消耗的主要方面

（1）维持基础代谢所需：是指人体在清醒、安静、空腹（一般进食后12小时）情况下，于 18 ℃ ~25 ℃ 环境中，维持基本生命活动所需的最低能量（表 2-4-2）。基本生命活动包括维持体温、肌肉张力、循环、呼吸、肠蠕动、腺体活动等。

年龄越小，基础代谢率越高，男性的基础代谢率高于女性。学前儿童的基础代谢率较成人高 10%~15%，一般占总热量的 50%。

表 2-4-2　不同年龄基础代谢所需的热量　　　　　　　　　　　　千卡

年龄	1 岁半	2~3	6~7	10~11	12~13	成人
每日每千克体重所需热量	55~60	52	42	38	34	24

（2）生长发育所需：学前儿童处于不断生长发育的过程中，身长、体重的不断增长，各组织器官的增大及功能成熟都需要消耗能量。因此，这部分能量所需是儿童所特有的。身体每增加 1 克体重约需能量 25 千卡。生长所需的能量与儿童的生长速度成正比，生长越快所需的能量越多。若学前儿童能量供应不足可使生长发育减慢，甚至停滞。

（3）活动所需：学前儿童活动时需要消耗能量。消耗的多少与活动强度、持续时间、活动类型及动作的熟练程度有密切关系。这部分能量消耗波动较大，也是儿童能量平衡中最易发生变化的一部分。好哭、多动的学前儿童比安静、少哭的学前儿童能量消耗多；学前儿童随着参加活动增多、强度增加，需要消耗的能量也会增多。

（4）食物的特殊动力作用：摄取的食物在体内吸收、利用而增加基础代谢所耗的能量称食物特殊动力作用。摄入不同食物消耗的热量各不相同，蛋白质食物消耗的能量最多，可增加基础代谢的 20%~30%，脂肪增加 4%~5%，碳水化合物增加 5%~6%。食物的特殊动力作用也与进食量和进食速度有关。吃得多，吃得快，比吃得慢、吃得少者能量消耗多。

（5）排泄的损失：每日摄入的食物，不能完全消化吸收的产热营养素及其代谢产物，随大小便排出体外，这部分丢失的能量，一般不超过总摄入量的 10%，腹泻时此项能量丢失增加。

二、供能营养素

营养是保证学前儿童正常生长发育、身心健康成长的物质基础。学前儿童正处于生长发育的旺盛时期，对营养物质的需要量比成人高，每天必须从膳食中摄取足够的营养素和热能，才能满足身体发育，修补组织，维持体内各种生理活动的需要。如果长期缺乏蛋白质和脂肪等营养物质，就会患营养不良症，表现为精神不佳、食欲不振、体重下降等。

（一）蛋白质

1. 生理功能

蛋白质是维持生命和构成身体组织所必需的物质。

（1）构成和修补人体组织。蛋白质是构成一切细胞和组织的基本物质。人体中所有的细胞都含有蛋白质，以肌肉和神经细胞中所含蛋白质成分最多。在身体的生长发育过程中，各组织各器官的生长都需要蛋白质作为基础原料。没有蛋白质就无法形成新的组织、细胞和体液。人体在进行新陈代谢的过程中，身体各部分旧组织不断地分解（消耗）、破坏，必须供给适当的蛋白质来随时进行修补。

（2）调节生理功能。蛋白质是合成人体内各种酶、激素、抗体、血红蛋白等的基本原料。这些物质都能调节人体的生理功能。如消化酶可帮助食物消化、抗体能抵抗疾病、血红蛋白能运输血液中的氧气和二氧化碳、激素能调节人体的代谢。

（3）增强机体抵抗力。作为保护机制的抗体就是各种蛋白质，或由蛋白质衍生而成的物质。当人体缺乏蛋白质时，体内抗体的产生和白细胞吞噬病菌的能力就要减弱，这时人就容易得病，同时会影响到生长发育。

（4）提供热量。蛋白质是三大产热营养素之一，每克蛋白质在体内氧化，可提供4.1千卡的热量，人体需要的总热量10%～14%来源于蛋白质。但提供热能不是蛋白质的主要生理功能。当机体摄入的氨基酸数量过大或其他产热营养素摄入不足时，体内的蛋白质将作为人体热能的主要来源，这样既不经济，也影响蛋白质的利用。

此外，蛋白质还会影响大脑皮层的兴奋和抑制过程以及条件反射的形成，所以学前儿童时期如果能够得到充足的蛋白质，对提高理解力和记忆力也有好处。

2. 种类

蛋白质是由许多氨基酸按不同顺序和构型组成的。目前已知构成蛋白质的氨基酸有20多种。可分为两类：

（1）必需氨基酸。必需氨基酸是指人体内不能合成或合成速度缓慢、合成量远不能满足机体需要，必须每日由食物来供给的氨基酸。成人的必需氨基酸有8种：赖氨酸、色氨酸、蛋氨酸、苯丙氨酸、亮氨酸、异亮氨酸、苏氨酸、缬氨酸。在儿童期，由于体内合成的组氨酸不足，故组氨酸也为儿童的必需氨基酸，共9种。

（2）非必需氨基酸。非必需氨基酸是指能在体内自行合成或由别的氨基酸转化而成的氨基酸。人体自身能合成10多种氨基酸，如丙氨酸、谷氨酸、丝氨酸等。

根据蛋白质中必需氨基酸的种类、数量、比例的差异，将蛋白质分为三大类：完全蛋白质——必需氨基酸种类齐全、数量充足、比例适宜的蛋白质，又称优质蛋白质，如奶类中的酪蛋白、肉类中的肌蛋白、大豆中的大豆蛋白等。半完全蛋白质——必需氨基酸种类较齐全，但相互比例不适宜的蛋白质，如小麦中的麦胶蛋白、谷类中的醇溶蛋白、谷蛋白等。不完全蛋白质——必需氨基酸种类不齐全的蛋白质，又称劣质蛋白质，如玉米的玉米胶蛋白。

食物蛋白质中氨基酸比例虽然不同，但我们可以是将不同食物适当混合食用，使食物蛋白质之间相互补偿相对含量不足的氨基酸，使其比例适当，从而提高蛋白质的利用率。这种作用称为蛋白质的互补作用。利用蛋白质的互补作用，给学前儿童提供合适的混合膳食，能在不增加膳食费用的情况下，提高学前儿童摄入的蛋白质利用率，促进学前儿童的生长发育。

3. 来源

膳食中蛋白质的来源有两类。动物性食物，如乳、蛋、肉、鱼含量丰富，品质优良；植物性食物，谷类、豆类、干果类，其中豆类中蛋白质含量高、质量好。学前儿童膳食中应该尽量多选用。动物性蛋白质的营养价值高，并不等于说植物性蛋白质就没有价值了。可以利用蛋白质的互补作用来提高植物蛋白质的营养价值。动物性食品含脂肪、胆固醇较高，尤其猪肉含量更高，吃多了对人体无益。

4. 摄入量

学前儿童生长发育旺盛，他们不仅需要蛋白质来维持正常的生理功能，而且需要它来增长和构成新的组织，因而需要蛋白质的量较成人多。如果长期蛋白质摄取量不足，就不能满足体内蛋白质更新及生长新组织的需要，会导致生长发育迟缓、体重过轻、肌肉柔弱、贫血和易于感染疾病（抵抗力降低），甚至影响智力。摄取过多，因为蛋白质在体内不能储存，多余的蛋白质则被分解代谢，以含氮废物的形式通过肾脏随尿排出体外，不仅造成浪费，还增加肝和肾的负担。因此，应根据各年龄儿童对蛋白质的需要量来供给适量的膳食蛋白质。学前儿童每日膳食中蛋白质应在 50 g 左右，蛋奶肉豆等优质蛋白质不宜少于每日所需蛋白质总量的 50%。儿童膳食中蛋白质所供的热能，应占每日热能总量的 12%~15%（表 2-4-3）。

表 2-4-3　学前儿童每日膳食中蛋白质的推荐摄入量

年龄/岁	蛋白质/克	年龄/岁	蛋白质/克
0~1	1.5~3.0（每千克体重）	4~5	50
1~2	30	5~6	55
2~3	35	6~7	60
3~4	40	7~8	65

（二）脂类

1. 种类

（1）脂肪。又称真脂、中性脂肪。人体脂肪绝大部分储存于脂肪细胞内，分布于人体的皮下、大网膜、肌纤维间或脏器的周围。这部分脂肪统称为储存脂质，它们因受营养状况及机体活动的影响而增减，故又称变脂（动脂）。人体长期摄入的热能超过需要，就要发胖，反之，饥饿或摄入的热能不足，人会变瘦。

（2）类脂。是一类与脂肪分子结合的复杂化合物。主要包括磷脂、糖脂、固醇类等。类脂是构成组织细胞特定结构并赋予细胞特殊生理功能不可缺少的物质。类脂在神经组织中含量较为丰富。类脂不受营养状况及机体活动的影响，即使长期饥饿也不会动用类脂，含量极其稳定，故被称为定（恒）脂。

2. 生理功能

（1）构成人体组织细胞。脂肪是构成人体组织细胞的重要成分。人体内的脂肪占体重的 10%~20%，主要分布在皮下、腹腔、脏器周围及肌内间隙等处。磷脂和固醇是构成细胞膜的主要原料。脑和外周神经组织都含有磷脂和糖脂，固醇是体内合成固醇类激素的重要物质。

（2）供给和储备能量。脂肪是体内产热量最高的热源，1 克脂肪在体内完全氧化所提供的热量比蛋白质和碳水化合物要高出 1 倍多。脂肪是人体储存能量的仓库（主要形式），人体从食物中摄取的大部分葡萄糖及脂肪，除消耗外，大多以体脂的方式储存于体内，当机体需要热能（如饥饿）时，就会动用储存的体脂，以保护体内的蛋白质。

（3）维持正常保温，保护内脏。储存在皮下的脂肪，能防止体内热量的散失，维持正常体温。内脏器官周围的脂肪，能减少运动造成的摩擦和撞击，起固定和保护内脏的作用。

（4）促进脂溶性维生素的吸收。脂肪不仅与脂溶性维生素共存，还能促进其在肠道的吸收。胡萝卜素和维生素 A、D、E、K 等都是脂溶性维生素，只能在脂肪或脂肪溶剂中溶解。

（5）增加食物美味和饱腹感。在烹调时，脂肪可增进食物的色香味，引起食欲。脂在胃中停留时间较长，不易产生饥饿感。

（6）必需脂肪酸特殊生理功能。必需脂肪酸是指人体不能合成，必须由食物供给的不饱和脂肪酸。目前认为有两种：亚油酸和亚麻酸。必需脂肪酸的生理功能主要是：促进视网膜和脑细胞的发育。一是多不饱和脂肪酸在体内可以演变成DHA（二十二碳六烯酸），俗称"脑黄金"。DHA对视网膜以及大脑神经细胞的发育有促进作用。膳食中缺乏亚油酸可导致生长发育迟缓，并可损害发育中的中枢神经系统。二是维护皮肤的屏障功能。必需脂肪酸可保护皮肤微血管的正常通透性，保护皮肤免遭射线照射而引起的损害。缺乏时皮肤干燥、脱屑、变厚、毛发稀疏。由于皮肤通透性增加，易被病原体侵入而发生感染。三是降低血液胆固醇，防止动脉硬化。必需脂肪酸是防止动脉硬化的重要营养素，有利于动脉的健康。体内的胆固醇与它结合才能进行正常代谢，如果缺乏，胆固醇转运就会出现障碍，不能进行正常代谢，在体内沉积而导致动脉粥样硬化、脂肪肝等。四是减少血小板的黏附性，减少血栓形成。所以，含不饱和脂肪酸多的油脂，营养价值高。饱和脂肪酸可使血胆固醇增高，易导致动脉硬化。

3. 来源

膳食中脂肪的来源是各种植物油和动物脂肪。此外，各种食物中都含有不同量的脂肪和类脂。植物性食物，如豆类、花生、芝麻、菜籽及干果类。植物油等含不饱和脂肪酸较多。椰子油例外所含饱和脂肪酸高达92%。动物脂肪如猪油、牛油、羊油、奶油、肥肉及乳类、蛋类等。动物性油脂含饱和脂肪酸多。鱼类脂肪例外，含不饱和脂肪酸较多。以乳类及蛋类的脂肪最好，因为它容易消化而且含有维生素A及D。

4. 摄入量

脂肪摄入过多，会使胃排空时间延长，消化过程缓慢，进而引起消化功能紊乱。饮食中脂肪含量过高，会降低钙、磷的吸收利用，影响骨骼的生长发育。长期脂肪摄入过多，还会使脂肪在体内累积，导致肥胖。同时，能促成动脉硬化、冠心病等的发生及发展。当然，脂肪摄入过少也不行，长期缺乏会造成体重下降、消瘦，各种脂溶性维生素缺乏症。因此，脂肪的摄入要适量。还应适当控制胆固醇的摄入量，少吃胆固醇含量高的食物，如动物内脏、蛋黄、奶油等。学前儿童每日脂肪摄入量应占总热量的30%~35%。

（三）糖类

1. 种类

糖类是人体内主要的供能物质。糖类是由碳、氢、氧三种元素组成。因其所含的氢和氧的比例与水相同，故被称为碳水化合物。在碳水化合物中一部分能被人体吸收利用，另一部分不能被人体吸收，但也有重要的生理功能，被称为膳食纤维。糖类按其分子结构可分为：

（1）单糖。分子结构简单，不需消化即可直接被人体吸收利用，极易溶于水，甜度不大。主要包括葡萄糖、果糖和半乳糖。葡萄糖是单糖中最重要的一种，是构成糖类的最基本单位。它广泛分布于动植物中，尤其是植物性食物中含量丰富。人体葡萄糖主要是由淀粉水解而来，也可来自蔗糖、乳糖水解。果糖是天然糖最甜的，多存在于蜂蜜和水果。

（2）双糖。由两个单糖构成，包括蔗糖、麦芽糖和乳糖。双糖不能被人体直接吸收，必须经过水解生成单糖后才能被人体吸收。蔗糖主要存在于植物的根茎、叶、花、果实和种子中，甘蔗和甜菜含量丰富。我们吃的食糖，其主要成分是蔗糖。麦芽糖主要来自淀粉水解。乳糖主要存在于哺乳动物的乳汁中，是婴儿的主要糖类物质。

（3）多糖。包括淀粉、糖原和膳食纤维。淀粉在谷类、薯类豆类中含量丰富，是人体热能的主要来源。膳食纤维主要来源于植物性食物，可分为不可溶性和可溶性两类，不可溶性膳食纤维包括纤维素、半纤维素、木质素等；可溶性膳食纤维包括果胶、树胶、豆胶、少数半纤维素等。它们不能被人体消化，但可在肠道被微生物分解，同时也有重要的生理功能。

2. 生理功能

（1）提供热能。糖类是人体内主要的供能物质。每克葡萄糖经过氧化后可产生4千卡热量，而且在体内吸收利用快，能迅速地释放和供给热能，满足肌肉、心脏、神经组织等各器官系统活动的需要。富含糖类的食物资源丰富，价格低廉，所以，糖类是人体的最主要、最经济的热能来源。我国居民膳食中60%～70%的能量来自糖类，远远高于脂肪和蛋白质。

（2）构成机体组织。糖类是构成人体组织的重要物质之一。它是组成糖脂、黏蛋白、糖蛋白、核糖和脱氧核糖等不可缺少的成分。而糖脂是细胞膜的结构成分，也是神经组织的成分；黏蛋白是参与结缔组织（软骨、骨、角膜、玻璃体）的重要成分。糖蛋白是许多激素、酶和抗体的基本成分。核糖和脱氧核糖则参与核酸的形成。

（3）合成糖原，储存能量。被机体吸收入血的糖叫血糖。血糖经过血糖循环，供给各个器官使用，若有多余，则以肝糖原和肌糖原的形式储存于肝脏和肌肉中。肝糖原的作用主要是维持血糖水平的稳定。一方面，血糖的消耗可以经常从肝糖原得到补充，如饥饿时血糖降低，糖原分解为葡萄糖；另一方面，血糖浓度增高，如饭后吸收了较多的糖，则又在肝脏内合成糖原，储存备用。肌糖原是骨骼肌在紧急情况下的能量需要。

（4）抗生酮体和解毒作用。当糖类缺乏时，机体将分解体内脂肪供给热量。脂肪代谢产生的酮体氧化不完全，在血液中达到一定浓度就会发生代谢性酸中毒，因此，充足的碳水化合物有抗生酮体的作用。人体每天需要50～100克糖类才能防止酮血症的产生。摄入充足的糖类，可增加肝脏内肝糖原的储存量，而肝糖原能加强肝脏的解毒能力。

（5）节约蛋白质。供给充足的糖类作为热量的来源，可以减少蛋白质作为热量来源的消耗，以保证充分发挥其特有的生理功能。当糖类缺乏时，就要动用体内蛋白质，甚至器官中的蛋白质，久之就会对人体及器官造成损害。

此外，还能维持心脏和神经系统的正常功能。心脏的活动主要靠葡萄糖和糖原供给能量。血糖是神经系统能量的唯一来源，它所需要的热量完全要靠血液中的葡萄糖来提供。血糖过低会引起头晕、心慌、全身无力，甚至昏迷、休克、死亡。

（6）膳食纤维的特殊功能。由于人体消化道中缺乏能消化膳食纤维的酶，因此膳食纤维不能被人体消化吸收。但膳食纤维却具有多种生理功能：一是增强肠道功能。纤维素可刺激肠蠕动，吸收和保留水分，增加粪便体积，使粪便柔软，缩短粪便和肠内代谢所产生的毒素在肠内的停留时间，增加排便量，可预防肠道疾病和肿瘤的发生。研究表明，膳食纤维有助于降低直肠癌的发病率，预防结肠炎、结肠癌。二是降低血浆胆固醇。果胶可降低血浆胆固醇，对防治心脑血管疾病和胆石症有良好作用。三是降低餐后血糖。可溶性纤维可降低餐后血糖的升高幅度，降低血清中的胰岛素水平，有利于糖尿病的治疗。四是控制体重。由于膳食纤维体积大，可减缓食物由胃进入肠道的速度和吸水作用，产生饱腹感，可以减少热能摄入，对控制肥胖有积极作用。五是对抗有害物质。膳食纤维可以与肠道中有害物质结合，减少有害物质的吸收。六是维持肠道正常菌群。减少有害菌在肠道中的比例，有利于益生菌的生长。但膳食纤维并不是越多越好。若吃粗纤维食物过多，过度刺激肠黏膜可引起胀气和腹泻，还会影响某些矿物质，如钙、锌的吸收利用，也可影响铁和叶酸的吸收利用。

3. 来源

糖类主要来源于谷类，如大米、白面、小米、高粱等；根茎类，如甘薯、土豆、山药、芋头、藕等食物。这两类食物含有大量的淀粉，在体内可分解成葡萄糖，经氧化释放出能量，因此是主要供给热量的食物。其次是干豆类和乳类食品。乳类是婴儿糖类的主要来源。乳类含有乳糖不会刺激胃、肠黏膜，能阻止有害细菌在肠道繁殖，维持肠道健康。母乳中较多，为6.8%；牛奶中较少，为4.9%。蔬菜和水果是纤维素和果胶的主要来源，也可提供少量的果糖。蜂蜜是营养价值较高的食品，除含糖可供热量外，还含有无机盐（钙、铁、铜等）和维生素，还有多种酶。白糖、红糖等只供热量，不含其他营养素，吃多了影响食欲，相应会减少对其他营养成分的摄入，并可促使龋齿的发生。

4. 摄入量

学前儿童膳食中如果糖类摄入过少，会使体内能量不足，蛋白质合成减少，生长发育缓慢，体重减轻；如果摄入过多，可在体内转变成脂肪储存，容易造成肥胖症。学前儿童对糖类的需要量相对比成人多。1岁以内婴儿每日约需每千克体重12克，2岁以上约需每千克体重10克。1~6岁学前儿童每日膳食中糖类供给的热量应占总热量的55%~60%。

三、非供能营养素

（一）无机盐

人体中的无机盐占体重的4%~5%。人体内的各种元素，除碳、氢、氧、氮主要以有机化合物的形式存在外，其他各种元素统称为无机盐，又称矿物质。其中含量在0.01%以上（>5克）的称常量元素，有钙、镁、钾、钠、硫、磷、氯7种元素。这些元素在体内含量较多，需要量也大。每日膳食需要量都在100毫克以上。含量小于0.01%的称微量元素，目前已知人体至少有14种必需微量元素：铁、锌、铜、钴、铬、钼、碘、硒、锰、镍、锡、氟、硅、钒。无机盐对维持正常生理功能和促进生长发育都是不可缺少的，一旦缺乏，会严重影响学前儿童的生长发育和健康。

无机盐不能在体内生成，必须靠食物或水来供给。机体在代谢过程中，每天都有一定量的无机盐通过各种途径（毛发、汗、尿、粪）排出体外，必须通过膳食补充。无机盐在食物中分布很广，正常饮食能满足需要。我国居民膳食中比较容易缺乏的是钙、铁、锌，某些特殊的地理环境和生理条件下，还存在碘、硒等元素的缺乏问题。儿童时期由于消化功能发育不完善，对无机盐的消化吸收比较差，非常容易出现无机盐缺乏，这导致代谢失常和生长发育滞后。学前儿童在生长发育过程中比较容易缺乏的无机盐主要有钙、铁、锌、碘等。

1. 钙

（1）生理功能。一是构成骨骼和牙齿。钙是人体中含量最多的无机盐，一般成人含1 200克。其中99%存在于骨骼和牙齿之中。其余1%存在于体液和软组织中。这两部分的钙呈现动态平衡（溶解和沉积），使骨骼不断更新。婴幼儿每1~2年更新一次，成人则需10~12年。二是维持神经肌肉的兴奋性。神经肌肉的兴奋、神经冲动的传导、心脏搏动等都与血浆中钙离子浓度以及钙、镁、钾、钠离子的平衡有关。血浆钙离子浓度降低，使神经肌肉兴奋性增高，出现手足抽搐，心脏搏动增强。三是参与酶促反应，能激活某些酶的活性。四是参与凝血过程。此外，还参与细胞间胶质形成、维持体内酸碱平衡等。

（2）缺乏症。钙缺乏可引起手足抽搐症，长期缺乏可影响骨骼和牙齿的发育，使牙齿不整齐，骨钙化不良，骨骼变形，甚至佝偻病等。成人则可发生骨软化症和骨质疏松症。

膳食中钙在肠道的吸收很不完全，仅有20%～30%被吸收入血，而70%～80%的钙从粪便、尿、汗液中排出。钙在肠道的吸收受诸多因素影响：维生素D、乳糖、膳食蛋白质等可促进钙的吸收；钙磷之比为1：1时，吸收效果最好；食物中钙的浓度高或机体需要量大也有利于钙的吸收。婴幼儿、孕妇及乳母由于需要量增高，钙吸收率远大于成年男性。儿童约为40%，婴儿可达75%。食物中的草酸和植酸，过多脂肪酸与纤维素，都会降低钙的吸收。草酸和植酸可与钙结合形成草酸钙和植酸钙。脂肪酸与钙形成钙皂。它们都是不溶于水的，因此肠道无法吸收，而是随粪便排出。

（3）食物来源。一是乳类及其制品，是食物钙的最好来源，不但含量丰富而且容易吸收，是婴幼儿最理想的钙源。二是虾米（皮）、鱼干、海带、紫菜等含钙特别丰富。三是豆类及豆制品是膳食中钙的主要来源。四是蛋类及骨粉等。在婴幼儿膳食中添加食用骨粉或蛋壳粉，是补钙的有效措施。五是绿叶蔬菜（如芹菜、油菜、小白菜、菠菜、苋菜）、花菜和豆类等含钙量也较多。但不易被人体吸收。六是硬果类如杏仁、瓜子、核桃、榛子等。其他如芝麻酱、榨菜、腌雪里蕻、萝卜干等。

（4）供给量。婴幼儿正处于生长发育期，每日从膳食中应供给充足的钙，才能满足生长发育的需要。中国营养学会推荐的婴幼儿供给量标准是：0～6个月，每日300毫克；0.5～1岁，每日400毫克；1～4岁，每日600毫克；4～7岁，每日800毫克。给幼儿提供膳食时，多提供蛋白质、维生素D等含量丰富的食物，以促进钙的吸收。

2. 铁

铁是人体含量最多的微量元素，健康成人体内含铁总量为4～5克。主要存在于血红蛋白（60%～75%）和肌红蛋白（3%）中，此外，与细胞氧化有关的酶都含有铁，约占1%。在肝、脾与骨髓中也储存有铁（25%）。

（1）生理功能。铁主要生理功能是参与氧的运输和组织的呼吸。铁是合成血红蛋白和肌红蛋白的重要原料，机体对植物性食物中的铁吸收率较低，一般在10%以下，如对大米中铁的吸收率仅为1%、小麦为5%、菠菜和大豆为7%。对动物性食物中铁的吸收率较高，如鱼类为11%，动物肝脏、红肉可高达22%。机体对铁的吸收还受很多因素的影响，如食物中植酸盐和磷酸盐可与铁结合形成不溶性铁盐而降低吸收率；胃中缺乏胃酸不利于铁离子释出，也会阻碍铁的吸收。而维生素C有助于铁的吸收；肉类、鱼类和禽类等动物蛋白质也可促进机体对铁的吸收。

（2）缺乏症。正在生长发育期的婴幼儿，机体对铁的缺乏比较敏感。如果膳食中铁供应不足，容易发生缺铁性贫血，影响幼儿体格及智力的发育，还会导致表情冷漠呆板、易烦躁、抵抗力下降。

（3）食物来源。膳食中铁的良好来源是动物肝脏、动物血、红色瘦肉、鱼类、蛋黄（吸收率只有3%）。植物性食品中黑木耳、海带、芝麻酱含量较高。豆类、绿叶蔬菜、有色水果（红果、樱桃、葡萄、草莓、桃），干果（柿饼、干枣）等含铁量也高。奶类为贫铁食物。动物性食品中的铁更易被人体吸收。用铁制的绞肉机绞肉、用铁锅做饭做菜都能增加食物中铁的含量。

（4）供给量。铁在人体内可被反复利用，排出体外的数量很少。因此需要量不大。中国营养学会推荐的婴幼儿供给量标准是：0～6个月为每日0.8毫克，0.5～7岁为每日10毫克。小儿出生4个月后，其肝脏中储存的铁已消耗殆尽，母乳含铁较低，所以从4个月起，就应添加含铁量丰富的食物。如蛋黄、鱼泥、肉泥等，供婴儿储备和利用。如果此时未能及时补铁，就会出现贫血。较大的幼儿的贫血主要是因为膳食中缺铁或不良的饮食习惯所致，如吃零食、偏食等。因此，要积极帮助幼儿改变不良的饮食习惯，膳食中多提供动物肝脏、动物血、瘦肉、豆类等食物，同时还应多提供含维生素C丰富的蔬菜和水果，以促进铁的吸收。

3. 锌

锌分布于人体所有组织、器官、体液及分泌物中，人体含锌2~2.5克，约60%的锌存在于肌肉中，30%存在于骨骼中。

（1）生理功能。一是参与体内多种酶的合成，已知锌与60种以上的酶有关，许多酶参与脂肪、蛋白质和碳水化合物的代谢，因此，锌在维持机体正常代谢中起着重要作用。二是促进生长发育。锌缺乏可以引起蛋白质合成障碍，细胞分裂减少，生长发育停止，锌对胎儿的生长发育非常重要，还能促进儿童性器官发育和性功能的正常发育。男性第二性征发育及女性的生殖各期发育都需要锌参与。三是促进食欲。锌通过参加构成含锌蛋白——唾液蛋白，对味觉及食欲起作用。四是促进免疫功能。免疫球蛋白的生成、白细胞的生成及其功能，都依赖锌离子对人体物质代谢的参与。五是保护正常视力。参与维生素A和视黄醇结合蛋白的合成，维持正常的暗适应能力。六是维持头发皮肤健康。体内胶原和角蛋白的合成也必须有锌。

（2）缺乏症。缺锌对儿童的危害较大，表现为生长发育迟缓、体格矮小、性器官发育不全、伤口不易愈合；暗适应能力下降；食欲不振，味觉减退、异食癖（吃泥土、煤渣、纸、鸡蛋皮等）；经常发生皮炎、口腔炎及口腔溃疡，严重的会导致缺锌性侏儒症。孕妇缺锌易出现胎儿畸形、低体重儿。

（3）食物来源。高蛋白食物含锌量较高，海产品是锌的良好来源（其中以牡蛎含量最高，每100克含锌可达60~100毫克）；肉类、鱼类、奶类含量次之；植物性食物一般含锌较少，吸收率较低；干豆类、坚果类（花生、玉米）含锌较多。牛奶比母乳含锌多，但母乳比牛奶中锌的吸收率高。哺乳期的母亲如果不缺锌，则母乳喂养一般能满足婴儿需要。

（4）供给量。中国营养学会推荐的婴幼儿供给量是：0~6个月每日摄入3毫克；7~12个月每日摄入5毫克；1~7岁每日摄入10毫克。

4. 碘

（1）生理功能。合成甲状腺素。碘的生理功能是通过甲状腺素来实现的。甲状腺素是人体的一种重要激素，能调节机体的新陈代谢，促进组织氧化及生长发育。

（2）缺乏症。婴幼儿食物中长期缺碘会导致甲状腺功能低下，引起甲状腺肿大、患"克汀病"，即呆小症（聋、哑、矮、傻），或亚克汀病，外表上看不出有什么不正常，但到了入学年龄，就显出笨来了，特别是数学课很难跟上，以致留级、退学。

（3）食物来源。富含碘的食物为海产品，如海带、紫菜、海鱼、海虾、干贝、海参、海盐等。海带、紫菜含碘最多，每千克可含0.8~4.5克，是碘的最佳来源。大多数谷物、果品、蔬菜中碘含量均较低。幼儿应多吃海藻类产品，以有利于补碘。在日常生活中食用含碘的食盐，也是补碘的一种重要途径，但不应擅自服用碘剂或碘片，以防碘中毒。

（4）供给量。中国营养学会推荐的婴幼儿供给量是：0~6月每日摄入40微克；7~12个月每日摄入50微克；1~7岁每日摄入70~90微克。

（二）维生素

维生素是维持机体正常生命活动所必需的营养素，在物质代谢中起着重要作用。维生素的种类很多，目前发现的已有30多种，可分为两大类：一是脂溶性维生素，包括维生素A、D、E、K，不溶于水而溶于脂肪。大部分储存于脂肪组织和肝脏中，如果摄入过多易在体内蓄积，引起中毒。二是水溶性维生素，包括B族维生素（B_1、B_2、B_6、B_{12}、叶酸、烟酸等）和维生素C。溶于水而不溶于脂肪。在体内仅有少量储存，须经常通过食物补充，摄入不足易引起缺乏症，摄入过多可以从肾脏排出体外。

维生素缺乏的常见原因：一是膳食中维生素含量不足或加工时破坏过多。二是体内吸收障碍，如胃肠疾病使维生素的吸收利用降低，胆疾病可影响脂溶性维生素的吸收。膳食中脂肪过少、纤维素过多减少维生素的吸收等。三是需要量增加，如婴幼儿、乳母、孕妇、疾病恢复期病人对维生素的需要增高而未及时补充，易出现缺乏症。与学前儿童营养有关的维生素有8种：维生素A、C、D、B_1、B_2、B_6、B_{12}、叶酸等。其中与学前儿童生长发育密切相关，又较易缺乏的有5种：维生素A、B_1、B_2、C、D。

1. 维生素A

维生素A又称视黄醇，对热、酸和碱较稳定，一般加工烹调和罐头加工不致引起破坏，但易被氧化。胡萝卜素在小肠和肝脏中经酶的作用，可转变为维生素A。因此，胡萝卜素又称维生素A原。

（1）生理功能。一是维持正常视觉。参与视杆细胞中感光物质"视紫红质"的合成与再生，以维持暗光下的视觉。二是维持上皮细胞的正常发育。它是上皮细胞的正常生长、结构完整所必需的营养素。呼吸道、消化道、泌尿道以及皮肤的健康均与维生素A有关。泪腺上皮细胞的健全也不可缺少。三是促进生长发育。四是维持和增强免疫功能。与免疫功能密切相关，对增强免疫功能有一定作用。五是防癌作用。近年来研究证明，维生素A及其衍生物有抑癌和防癌作用。实验也证明维生素A对动物皮肤癌、肺癌、膀胱癌、乳癌、宫颈癌等都有预防作用。

（2）缺乏症。维生素A缺乏时，暗适应能力下降，严重时可致夜盲症；角膜及结膜干燥，泪液减少，形成干眼病，严重的可使角膜软化、溃疡、穿孔而致失明；上皮细胞过度增生角化，皮肤干燥粗糙，容易脱屑，毛发干脆易脱落，甚至指甲开裂；儿童生长停止、发育迟缓、骨骼发育不良；损伤免疫功能，对感染性疾病易感性增高，易反复发生呼吸道、消化道感染。婴儿喂养不合理易导致维生素A缺乏症，如长期饮用炼乳、脱脂乳或以乳儿糕、稀粥为主食；儿童患病时"忌口"且时间长、长期腹泻都可导致维生素A缺乏。

（3）食物来源。维生素A主要来源于动物性食品中，如动物肝脏含量最多，其次为肾、心、乳类、蛋黄也有一定量的维生素A。植物性食物中不含维生素A，但含有胡萝卜素，深绿色或红黄色的蔬菜、水果含有较多的胡萝卜素，如菠菜、豌豆苗、菠菜、苋菜、青椒、胡萝卜、南瓜、红心甜薯、杏、柿子等。维生素A属脂溶性维生素，易被紫外线和氧化剂破坏。凡用太阳晒过的干菜，就会损失一部分维生素A的前体。由于胡萝卜素的利用率低，因此每天摄入的维生素A应至少有1/3来自动物性食品，其余2/3可来自黄绿色的蔬菜、水果等。

婴幼儿维生素A的摄取应注意两点：其一，吃鱼肝油不可过量。鱼肝油中维生素A丰富，但过量服用，可引起中毒。其二，若幼儿看电视、看书、绘画等时间过长，用眼过度，会消耗大量的维生素A，因此，应适量补充维生素A。

（4）供给量。维生素 A 被人体吸收后主要贮存于肝脏中。婴幼儿体内贮存维生素 A 的能力较差，较容易发生维生素 A 缺乏。而正处于生长发育期的婴幼儿对维生素 A 的需要量又相对较高，故需要注意在膳食中为婴幼儿补充维生素 A。中国营养学会推荐婴幼儿每日膳食中维生素 A 的供应量为：0~1 岁为 400 微克；1~4 岁为 500 微克；4~7 岁为 600 微克。

2. 维生素 B_1

B 族维生素包括 B_1、B_2、尼克酸、B_6、B_{12}、叶酸等，以前三种为主。维生素 B_1 也称硫胺素，在酸性环境下较稳定，遇碱和高温易被破坏，烹调方法不当，会造成大量损失。

（1）生理功能。一是以辅酶的形式参与糖类的代谢，促进生长发育。它是辅酶硫胺素焦磷酸酯的组成成分，这种辅酶在糖类的氧化供能过程中发挥着重要的作用。如果机体缺乏维生素 B_1，糖类代谢就会发生障碍，致使机体热能不足，特别是神经组织热能不足。缺乏维生素 B_1 还能影响氨基酸、核酸和脂肪酸的合成代谢。二是维持神经系统和心脏的正常功能。人体的生命活动，尤其是神经系统所需要的能量主要靠糖类的氧化供应。三是促进胃肠蠕动，增进食欲，维持乙酰胆碱对肠道神经末梢的作用，对于维持正常食欲、胃肠蠕动和消化液分泌起着重要作用。

（2）缺乏症。维生素 B_1 缺乏时很容易发生脚气病，最初症状是食欲不振、疲劳、健忘、头痛、腿无力。病情进一步发展，可出现肢体麻木、水肿、感觉迟钝，严重时因心力衰竭而死亡。若乳母饮食中缺乏维生素 B_1（只吃精白米、很少吃肉、蛋、豆类等副食），乳儿可患维生素 B_1 缺乏症，主要表现为烦躁不安或嗜睡，眼睑下垂，哭声嘶哑或失音，吮奶无力。病情较严重的，因颈肌无力，致头后仰；四肢无力，手不能抓握，不能站立。严重者可昏迷、抽风以至死亡。

（3）食物来源。含量丰富的食物有粮谷类、豆类、硬果类、酵母、动物内脏（心肝肾脑）、瘦猪肉和蛋类等。麸皮和糠类含量很高。由于维生素 B_1 主要存在于谷类的外皮和胚芽中，因此粮食加工碾磨越细则损失越多。如小麦碾磨出粉率为 85% 时，维生素 B_1 的保存率是 89%；如果出粉率为 70%，则维生素 B_1 的保存率只有 20%。烹调方法不当，如加碱、捞米饭弃汤、高温油炸、反复搓洗等也会造成维生素 B_1 损失。因此应提倡儿童多食用碾磨不太细的普通大米和标准粉，同时多吃各种杂粮及富含维生素 B_1 的食品。

（4）供给量。中国营养学会推荐婴幼儿每日膳食中维生素 B_1 的供给量为：6 个月以前 0.2 毫克；0.5~1 岁为 0.3 毫克，1~4 岁为 0.6 毫克；4~7 岁为 0.7 毫克。

3. 维生素 B_2

维生素 B_2 也称核黄素，能耐热，在酸性溶液中较稳定，遇碱和光易分解破坏。一般烹调加工损失率不高，多数能保存 70% 以上。

（1）生理功能。一是维生素 B_2 是许多重要辅酶的组成成分，这些辅酶与特定的蛋白质结合，形成黄素蛋白，参与组织呼吸及氧化还原过程，对维持正常的物质代谢和能量代谢有重要作用。二是维持眼睛的健康。近年来发现维生素 B_2 具有抗氧化活性，与视网膜对光的感应有关。

（2）缺乏症。维生素 B_2 不足，可引起物质和能量代谢紊乱，出现口角炎、舌炎、唇炎、阴囊炎、脂溢性皮炎、睑缘炎、角膜毛细血管增生，眼睛会感到疲劳、刺痒、畏光等障碍，长期缺乏可使儿童生长发育迟缓；妊娠期缺乏可致胎儿骨骼畸形。

(3) 食物来源。主要来源于各种动物性食物，特别是动物内脏、奶类、蛋类，植物性食物中豆类和绿叶蔬菜含量较多，谷类和一般蔬菜含量较少，某些野菜、调味品及菌藻类含量也较高。我国居民多以谷物为主食，动物性食物摄入量不足，容易缺乏维生素B_2，应注意补充。

(4) 供给量。中国营养学会推荐婴幼儿每日膳食中维生素B_2的供给量为：6个月以前为0.4毫克；0.5~1岁为0.5毫克；1~4岁为0.6毫克；4~7岁为0.7毫克。

4. 维生素C

维生素C也称抗坏血酸，在酸性溶液中较稳定，遇碱、光、热易分解破坏，在储存加工烹调中很容易被破坏损失。

(1) 生理功能。一是促进胶原蛋白合成，有益于伤口愈合、止血。如果缺乏维生素C胶原蛋白就不能正常合成，导致创伤愈合缓慢，微血管壁脆弱，出现出血症状。二是参与胆固醇代谢，可降低血液中胆固醇的含量，对防治心血管疾病有一定的作用。三是促进对铁的吸收和转运，促进叶酸的吸收，防止贫血。它能使三价铁还原为二价铁，有利于铁的吸收，可用于辅助治疗贫血。四是保护和解毒功能，是一些重金属如铅、汞、砷、苯及细菌毒素的解毒剂。人体在患重病或发生中毒时，使用维生素C是有益处的。五是提高免疫力。维生素C与免疫球蛋白的合成有关，能增强人体免疫力，具有防癌和抗癌及预防感冒的作用。

(2) 缺乏症。若缺乏，易患坏血病。这是一种以多处出血为特征的疾病。可引起皮下出血、骨膜下出血、牙龈出血、溃烂，牙齿松动，关节及肌肉疼痛，严重的可引起死亡。故维生素C是治疗坏血病的特效药。

(3) 食物来源。广泛存在于新鲜水果和蔬菜中。柑橘、山楂、鲜枣、柠檬、柚子等水果，韭菜、菠菜、青椒等绿色蔬菜含量较多。某些野果如猕猴桃、酸枣、刺梨等含量丰富。乳母如果饮食正常，一般可满足乳儿需要。牛奶煮沸后维生素C损失殆尽，应另补充含维生素C的食品（橘汁、番茄汁、菜水等）。食物在储存时要求低温、高湿、空气少流动；能够生吃的蔬菜就生吃；烹调蔬菜应现洗现切、急火快炒。

(4) 供给量。中国营养学会推荐婴幼儿每日膳食中维生素C的供给量为：0~6个月40毫克；0.5~1岁50毫克；1~4岁60毫克；4~7岁70毫克。

5. 维生素D

维生素D又称钙化醇、抗佝偻病维生素，属类固醇化合物。种类很多，以维生素D_2和D_3较重要，前者是植物中麦角固醇经紫外线照射转变而成，后者是人体皮肤中7-脱氢胆固醇经紫外线照射的产物。在中性及碱性溶液中能耐高温和氧化，一般烹调加工不会损失，但在酸性溶液中逐渐分解。

(1) 生理功能。一是促进肠对钙和磷的吸收。维生素D能促进小肠对钙和磷的吸收，促进肾对磷的重吸收。二是促进骨骼和牙齿的正常生长与钙化。维生素D可将钙和磷运送到骨骼内，使骨钙化，促进骨骼与牙齿的正常发育，并与甲状旁腺素共同作用调节血钙在正常范围内。

(2) 缺乏症。缺乏维生素D可影响儿童牙齿钙化，延缓牙齿萌出，严重缺乏时可患佝偻病。佝偻病是由于骨骼中钙与磷沉积不够造成的，骨骼缺少应有的硬度，承受不起体重的压力，凡受压部位都易发生变形。缺乏维生素D也可使抵抗力降低，易患呼吸道和消化道疾病。

（3）食物来源。维生素D主要来自动物肝脏、鱼肝油、蛋黄等，奶类含量不高，故6个月以下以奶为主食的婴儿，要适量补充。对婴幼儿来说，经常接受日照是机体获取维生素D_3的重要途径。人体皮肤中的7-脱氢胆固醇，经阳光中的紫外线照射后可转化为维生素D_3。这是获得维生素D最经济可靠的办法。

（4）供给量。中国营养学会推荐婴幼儿每日膳食中维生素D的供给量为：0～7岁为10微克。如果每日摄入超过45微克对人体可能有毒性危害。

（三）水

人体处处皆含水。人体组织中血浆、淋巴、脑脊液等含水量在90%以上，肌肉、神经、结缔组织、红细胞等含水量在60%～80%，就连"铮铮铁骨"，也含有25%的水。水在人体内所占比重随年龄增大而减少。新生儿体内含水总量约占体重的80%，婴儿为70%，幼儿为65%，成人为60%。水是维持生活活动的重要物质，人体失水10%会产生酸中毒，失水20%以上即可危及生命。人1～2个星期不吃食物不至于饿死，如果几天不喝水，就会病倒，甚至于干死。

1. 生理功能

（1）构成细胞和体液。水是构成细胞的必要成分，也是体液的主要成分，它广泛分布在组织细胞的内外，构成人体的内环境。细胞内液约占体重的40%，细胞外液占20%。

（2）促进体内物质代谢。水是一种良好的溶剂，机体需要的多种营养物质和各种代谢产物都能溶于水。机体内一切化学反应都必须有水的参与，水能加速体内的化学反应，有利于营养物质的消化、吸收、运转和代谢产物的排泄。

（3）调节体温。水是调节和维持体温的重要物质。水的比热大，能吸收较多的代谢过程中产生的热量，而使体内温度变化不大；水的蒸发性大，蒸发少量的汗就能散发大量的热。如每散发1毫升水，就可散发出2 520焦的热。水的流动性大，能随血液循环迅速传到全身，使代谢产生的热量在体内均匀分布。因而体温不因外界环境温度的骤变而产生明显变化。

（4）润滑作用。水是自备的润滑剂，是体腔、关节、眼球等器官良好的润滑剂，如胸腔、腹腔的浆膜、呼吸道、胃肠道的黏膜以及泪液、唾液和关节滑液等都有良好的润滑作用。

2. 来源

人体所需要的水有三个来源：饮料水，如饮水、汤及流质食物等，这是人体所需水的主要来源；食物中的水；代谢水，即糖、脂肪、蛋白质在体内分解后产生的水。

理想的饮用水是白开水。生水烧开后，水的密度和表面张力增大，活性增加，温开水（凉白开）很容易透过细胞膜，使细胞得到水分。白开水不含糖，不含甜味剂、色素、香精之类的添加剂，不会造成各种添加剂进入人体，日积月累，伤肝伤肾。日常生活中尽量不选用矿泉水、纯净水、井水、雨水、果汁、饮料代替白开水。

3. 需要量

学前儿童新陈代谢旺盛，体表面积相对较大，水分蒸发多，所以每千克体重需水量相对比成人高，而且年龄越小，需水量相对越多。各年龄儿童每日水的需要量见表2-4-4。体力活动、气候状况及食物性质等都会影响学前儿童对水的需要量。活动量大、气温高需

学前儿童卫生与保育

水量多，多食蛋白质和无机盐时，因排泄这些物质需水较多，所以也会增加水的需要量。在发烧、呕吐、腹泻时应注意补充水分。

表 2-4-4　各年龄儿童每日水的需要量

年龄	0~1 岁	1~3 岁	4~7 岁
需水量/ （毫升·每千克体重$^{-1}$）	120~160	100~150	90~110

婴儿从出生到 4 个月，未加辅食，只要母乳充裕，一般水分可从母乳中得到满足。在夏天，可在两次哺乳之间喂些水。人工喂养的婴儿，需要较多的水分，应在两次喂奶之间喂水。

学前儿童常因贪玩、渴极了才暴饮一顿。"渴"表示体内细胞已经脱水。应该提醒学前儿童喝水，特别是在夏天，应该有充足的饮水。为了保证学前儿童每日的需水量，应在每餐膳食中提供足够的水分，除此之外每天要喝 2~3 杯水，每杯 200 毫升。如果喝水太少，会使尿液浓缩，使各种代谢废物不易排出，代谢废物中的多数物质是有毒的，久贮体内非常有害。此外，浓缩的酸性尿液常刺激膀胱，会诱发泌尿系统感染。所以，一定要让孩子养成常喝白开水的好习惯。

任务二　学前儿童膳食

请扫码观看视频，完成表2-4-5学前儿童膳食学习任务单。

学前儿童的膳食

表2-4-5　学前儿童膳食学习任务单

想一想	同学们，你对学前儿童膳食知多少？你知道下面这些问题的答案吗？ 1. 托幼机构的膳食以米面为主，是为了节约成本吗？ 2. 决定学前儿童进餐次数及两餐间隔时间的依据是什么？ 3. 很多家庭晚餐比较丰盛油腻，这样适合学前儿童吗？ 4. 一些托幼机构午点会选择饼干、点心，你觉得合理吗？ 5. 学前儿童吃零食太多会有什么影响？
问一问	同学们，请你将自己感兴趣的关于学前儿童膳食的问题记录下来，以便在课堂讨论。

备注：请同学们课前预习本任务点的内容，并完成以上表格内任务。

合理充足的营养能够保证学前儿童的正常生长发育，修复坏死的组织，维持机体的各种生理活动，提高机体的抵抗力和免疫功能，还能保证学前儿童心理的健康发展，形成对社会的良好适应能力。托幼机构应为学前儿童提供合理的膳食，使学前儿童获得充足的营养，满足学前儿童的生长发育需要。

幼儿生性活泼、好奇、模仿性强，在膳食上极易受父母和教师对食物好恶态度的影响，也易受食物色香味形和量的影响及个人心理状态的影响。因此，为学前儿童提供合理的膳食，应先了解学前儿童膳食的特点。

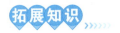

学前儿童膳食的特点

一、学前儿童膳食配制原则

学前儿童正处于生长发育的重要时期，必须获得充足的营养，才能满足身体需要。如果长期缺乏某种营养物质，不但影响生长发育，还会引起各种疾病。但营养过多，也有不良影响。因此，合理调配学前儿童的每日膳食，是保证学前儿童生长发育的重要措施。调配学前儿童膳食应遵循以下原则。

（一）膳食的营养平衡

膳食的营养平衡是指膳食中不仅含有满足人体需要的各种营养素，而且各营养素的数量和相互比例合适。营养素过多或过少，或比例失调，都可能影响学前儿童的生长发育和健康成长。因此，要保证幼儿每日膳食中有足够的热能和各种营养素，同时各种营养素之间应保持平衡关系，以满足各年龄段儿童的生理需要。

幼儿膳食的营养平衡，首先，三大产热营养素的供给要充足，能满足幼儿每日的需求量，而且三者之间也应保持适当的比例，不能失调。蛋白质供能应占总能量的12%~15%，脂肪占25%~30%，糖类占50%~60%；三者的重量比应为1∶1.2∶4。其次，蛋白质的供给还要注意优质蛋白质的含量，应提供富含优质动物蛋白质的食物，使优质蛋白质（动物蛋白加豆类蛋白）的供给量占每日蛋白质总量的1/2。最后，要保证不饱和必需脂肪酸的供给，脂肪应有1/2来自植物。碳水化合物和饱和脂肪酸不宜过度，以免引起肥胖。

（二）食物品种多样，搭配合理

合理营养，平衡膳食的核心是"多样"，即"杂食"。只有食物多样，才能满足人体所需要的全部营养素。因此，每日为幼儿配备的食物应该包括谷类和豆类、蔬菜水果类、奶及奶制品类、肉鱼禽蛋类、油盐糖类五大类。

食物品种多样，还应进行合理搭配，才能保证各种营养素的比例均衡，使幼儿从各类食物中获取的营养素更好地满足他们生长发育和健康成长的需要。因此，幼儿膳食应做到粗细粮搭配，荤素菜搭配，以达到平衡膳食。粮食除了大米、小麦制品外，应常选用小米、玉米、黑米、荞麦等杂粮与之搭配，优质蛋白质中肉类、鱼类、乳类、蛋类、豆制品和动物血、内脏可轮流交替食用。合理的搭配可以发挥各类食物营养成分的互补作用，达到均衡营养的目的。

（三）合理烹调与加工

所谓合理烹调，就是要照顾到幼儿的进食和消化能力，在食物烹调上下功夫。幼儿的咬、咀嚼、吞咽的能力仍较差，胃肠道的消化功能还不健全，所以烹调和加工幼儿的食物要特别讲究，做出来的食物要符合幼儿的消化功能，能增进食欲，还要合乎营养卫生的要求。

1. 膳食质地应细碎软烂，避免刺激性强和油腻的食物

幼儿的食物应单独制作，食物宜切碎煮烂，有利于幼儿咀嚼、吞咽和消化。如蔬菜瓜果可加工成细丝、碎丁或末状；面条、米饭等主食要细软、煨烂，面食以发面为好；鱼、虾、禽、肉要去刺、去骨；瓜果去皮去核；花生、核桃等要研碎或制成酱；粗粮要细做，含粗纤维多不易嚼烂的食物要少用。避免直接给幼儿吃豆粒、花生、瓜子、核桃等硬果类食物，以防呛入气管引起窒息。食物中不宜添加酸、辣、麻等刺激性调味品，也避免放味精、色素和糖精等。少吃油腻的煎炸食物，尽量不给幼儿食香肠、火腿、红肠等腌制食品。

2. 色香味形俱佳，并经常更换烹调方法，增进幼儿食欲

为幼儿制作膳食要特别注意颜色漂亮、外形美观、味道鲜美，经常变换花样，使食物的感官性状有吸收力，以增进幼儿的食欲。在形状上尤其强调小和巧，不论是馒头、包子还是饺子，一定要小巧。幼儿天性好奇爱美，食物的外形美观、花样翻新、气味诱人，这样的食品通过视觉、嗅觉等器官，传导至幼儿大脑食物神经中枢，引起反射，就能刺激食欲，促进消化液的分泌，增进消化吸收功能。

3. 加工烹调应尽量减少营养素的损失

营养素的保存与加工烹调过程及技巧有关。为了避免食物中营养素的损失，为幼儿制作膳食时，最好以蒸、煮、炖、煨、炒为主，口味宜清淡。淘米次数及用水量不宜过多，米饭采用蒸或焖；蔬菜要保持新鲜，先洗后切，旺火快炒；炒菜熬粥都不要放碱；吃肉时要喝汤，这样可获得大量脂溶性维生素；烹调时加盐不宜过早，过早会使水溶性营养素流失。避免高温油炸。高温油炸可使食物中的维生素 B_1 破坏殆尽，维生素 B_2 损失将近一半，且不易消化。

（四）注意清洁卫生

学前儿童膳食必须保证清洁卫生，新鲜良好，无毒无害。从采购、储存、加工到制作成品，每个环节都必须严格把关。生食和熟食、食物与杂物要分开放置。外购熟食必须蒸煮消毒后才能食用。尽量按学前儿童人数配膳，避免让学前儿童吃剩饭剩菜。不用铁锅煮或存放果子汁等酸性食品。发霉变质的食物不能吃。

二、托幼机构膳食计划

膳食计划是托幼机构的一项重要工作。膳食计划的制订是托幼机构为学前儿童提供合理膳食的一个重要环节，有利于托幼机构对学前儿童饮食的规范管理，是学前儿童正常生长发育的重要保证。一个科学的膳食计划能为学前儿童有效地提供满足学前儿童营养和其他需要的一切营养物质和用膳条件，保护和增进学前儿童的身心健康。托幼机构的膳食计划包括三个方面：按照学前儿童的营养需要选择每日的食物种类，计算食物的数量，力求使膳食与学前儿童的需要相符合；合理地编制食谱；建立合理的膳食制度。

制订膳食计划的依据是学前儿童的年龄特征和对营养的需要，以及饮食习惯、气候地理条件、市场情况等。制订膳食计划时，在尊重当地饮食习惯的基础上，根据学前儿童膳食费用标准，从市场供应的实际情况出发，选择营养丰富价格合理的食品，进行最优化的搭配，以最经济、最合理的方式达到膳食计划的目的。

（一）计划每日的食物种类和数量

制订这一计划要着眼于为学前儿童提供平衡、合理的膳食。计划中各种食物在质量上要有较高的营养价值，在数量上营养素的摄入量要达到供给量的80%以上。在计划时，要求熟悉各类食物的营养成分和特点，懂得营养计算和评价的方法，了解学前儿童消化系统的解剖生理特点、食量以及饮食心理。要把每日的食物热量、营养成分较均衡地分配到各餐中去，使各餐比例适当，结构合理，各类主、副食搭配合适。

在计划每日的食物种类和数量时，要在全面满足学前儿童膳食对各类食物总量需要的基础上，结合当地当时的市场供应、季节气候、学前儿童的活动量状况等因素，注意粗细粮、荤素食品、生熟食品和干稀食品的搭配，选用价廉物美、易消化和学前儿童喜爱的食品。各类食品的数量应按不同年龄组分别计算（在托幼机构一般可按1~3岁、3~6岁两个组来计划膳食），力求做到各营养素之间有合理的比值（表2-4-6）。

表2-4-6　1~6岁儿童每日需要食物的种类与数量　　　　　　　　　克

年龄/岁	食品名称							
	粮	牛奶或豆浆	豆制品	肉禽鱼	蛋和内脏	果菜鲜豆	油	糖
1~3	100~150	150~250	50~100	50~100	50	100~150	25	10
3~6	150~180	250	50~100	50~100	50	150~300	25	10

（二）编制食谱

托幼机构的食谱是反映学前儿童食品配制和烹调方法的一种简明的文字形式，其内容包括食物的种类、数量及制成的食品名称和烹调方法等。食谱的编制是膳食计划的重要组成部分，膳食计划的实现有赖于食谱的制订和实施。托幼机构的食谱原则上应每周制订一次。

为学前儿童拟定食谱应遵循如下原则：

（1）确保膳食计划所拟定的食品种类和数量，不应任意增加或减少。

（2）注意食物品种的多样化，尽可能使不同食物中的营养素得到互补。尤其要充分利用蛋白质的互补作用来提高食物中蛋白质的利用价值。

（3）多选择营养丰富、质优量少易消化的食品。食谱中的食品应适合婴幼儿的消化机能，有良好的感官状态。如蔬菜应多选用营养价值高的绿叶蔬菜，有色蔬菜应占1/2。一般不选用粗糙、生硬、油腻和带刺激性的食品；带壳、带刺、带骨的食品要去壳、去刺、去骨后使用；有些食品应酌量选用，如含粗纤维多的芥菜、甘蓝、金针菜、咸菜；会胀气的洋葱、生萝卜；含动物脂肪多的油腻食品。

（4）烹调方法适合幼儿的消化能力。

（5）主副食合理搭配，尽量避免重复。一日食谱中各餐主副食品不应重复，一周食谱中副食品不应有两次以上重复，食物更换可用"同类异样"的方法。编制每日食谱时，将能满足学前儿童各种营养素需要的各种食物按名称、数量和烹调方法编成饭谱、菜谱和汤谱，分配到一日各餐和点心中。在此基础上，采用"同类异样"的方法编制一周的食谱。更换食物时可以肉类换肉类（牛肉换猪肉）、谷类换谷类（如米饭换面条），各类瓜果蔬菜轮换供给。

此外，还应注意季节的变化。冬季多用高热量食物，夏季可多用清淡凉爽的食物。一年四季的食谱要能反映季节的特点。注意观察儿童接受食物的情况，必要时做调整。

托幼机构最好订出一周或两周的食谱，也可以在"吃了算，算了吃"的基础上，摸索出一个搭配合理，而且学前儿童吃得比较满意的食谱。这个食谱可作为基本食谱固定下来，然后随季节变换进行调整，变换花样，这样既可以达到平衡膳食，又可充分发挥炊事员的技术。

（三）制定合理的膳食制度

膳食制度是规定每日进餐次数和间隔时间、合理分配各餐食品数量和质量的一种制度。在合理的膳食制度下，进餐和消化过程协调一致，各种营养素得以合理的消化、吸收和利用。

1. 进餐次数和间隔时间

两餐之间的时间间隔过长将引起强烈的饥饿感，影响活动效率，消耗体内储备的能量；间隔时间过短则影响食欲。决定进餐次数及两餐之间的间隔时间应以食物在胃内停留时间为依据。一般混合食物在胃内停留4小时左右，所以两餐的间隔以3.5~4小时为宜，不宜少于3小时。学前儿童每日进食次数可视学前儿童年龄而定。1~2岁的学前儿童，每日可进餐5次（三餐两点）。2~6岁学前儿童，每日可进餐4次（三餐一点）。应遵守开饭时间，早餐不推迟，中晚餐不提前，使定时进食形成习惯，建立"动力定型"。这样，每到进餐时就会有良好的食欲。另外，每次进餐时间不应少于20分钟，要求幼儿细嚼慢咽，不能为了加快速度，让儿童吃汤泡饭，更不应比谁吃得快。

2. 各餐食物数量和质量的分配

要恰当分配一天中各餐的食物，按照早餐吃好、中餐吃饱和晚餐吃少的原则，将食物分配到餐点中去。

早晨醒来胃已排空，学前儿童消化过程加强，而且上午活动量大，因此，早餐应该质量好、热能高。要提供高蛋白的食物（如牛奶、豆浆、鸡蛋、豆腐干等），脂肪和碳水化合物也可以多一些。若早餐热能过低，儿童过早产生饥饿感，将影响午前2小时的活动。早餐若不吃主食或主食吃得太少，还可能发生低血糖。因为脑细胞活动所需要的能量只能由葡萄糖来提供，低血糖使脑细胞的功能下降，甚至产生低血糖休克。早餐食物的供热量一般为总热量的25%~30%。

中餐比早餐和晚餐更丰富一些。应提供富含蛋白质、脂肪和碳水化合物的食物，食物数量也应充足。午餐的热量应该是三餐中最高的，既要补充上午的热量消耗，又要为下午的活动贮备热量。供热量一般为总供热量的35%~40%。

晚餐宜清淡好消化，不宜多安排脂肪和蛋白质含量高的食物，以免热量蓄积导致肥胖，或蛋白质过量刺激神经系统使睡眠失常，而应多用些植物性食品，特别是多吃些蔬菜、水果，每晚应饮一杯牛奶，有助于睡眠。晚餐的食物供热量约占总供热量的20%~25%。

点心根据不同情况可安排上午、下午各一次，也可只安排下午一次。点心的供热量为总热量的10%~15%。

三、培养学前儿童良好的饮食习惯

学前期是各种条件反射建立和巩固的阶段，是培养学前儿童良好的饮食习惯的最佳时期。培养学前儿童良好的饮食习惯要注意做好以下几点：

1. 定时定位进餐

1~2岁的儿童，要求他们洗干净手，围上围嘴，坐在自己的小椅子上。3岁左右可以让他们在吃饭前做些就餐的准备，如擦桌子、摆筷子、放好自己的餐具等，看到固定的餐具，儿童的摄食中枢就会自动兴奋，产生强烈的食欲。这对于保证食物的充分消化、吸收和利用，促进儿童健康生长是很有利的。

2. 饮食定量，控制零食

学前儿童一天三餐两点或一点，除了要定时还要定量，特别是要防止爱吃的食物吃得过多，不爱吃的吃得过少，以致饥饱不均，这样易造成胃肠道消化功能的紊乱。为了保证学前儿童吃好三餐，要控制零食。

3. 细嚼慢咽，专心进餐

充分咀嚼可以提高消化器官的消化与吸收效率。还可以避免学前儿童出现过饱的状态，此外还能增进口腔、牙齿和牙龈肌肉组织的健康。要为学前儿童创造安静、愉快、有秩序的环境，饭前不让学前儿童玩得太兴奋，不过多地干涉、责备学前儿童，要让他们集中精力进食。

4. 不偏食、不挑食

偏食、挑食不仅会影响儿童的健康，而且从小形成固定的口味以后，长大成人后也难再适应多样化的膳食。幼儿园和家长应尽量为学前儿童提供营养全面的膳食，并采取有效措施纠正偏食、挑食的不良习惯。

5. 讲究卫生和礼貌

讲究卫生，如饭前便后要洗手，饭后漱口，不吃不清洁、不新鲜的食物，不喝生水，不捡掉在桌上或地上的东西吃，使用自己的水杯、餐具等。自学前儿童上桌吃饭开始，就要培养他们良好的就餐礼仪，如咀嚼、喝汤时不应发出大的声响，夹菜时不可东挑西拣，不糟蹋饭菜等，特别是要懂得谦让，好吃的东西要分享、不独占。

任务三　食品卫生安全

托幼机构饮食卫生要求

请扫码观看视频，完成表 2-4-7 食品卫生安全学习任务单。

表 2-4-7　食品卫生安全学习任务单

想一想	同学们，你对食品卫生安全知多少？你知道下面这些问题的答案吗？
	1. 腌腊制品、烘烤和熏制食品为什么要尽量少吃？
	2. 如何避免豆浆中毒？
	3. 发霉花生、大米为什么不能吃？
	4. 食物贮藏应注意哪些问题？
	5. 对厨房炊事人员的健康有什么要求？
问一问	同学们，请你将自己感兴趣的关于食品卫生安全的问题记录下来，以便在课堂讨论。

备注：请同学们课前预习本任务点的内容，并完成以上表格内任务。

学前儿童卫生与保育

托幼机构饮食卫生是否过关，直接影响着学前儿童的身体健康。托幼机构应加强对饮食卫生的管理，在食品选购、烹调制备、食物储存等各个环节保证食物的新鲜卫生，同时还要加强对保教人员和炊事人员的卫生监督，确保学前儿童身体健康。

一、食品的卫生要求

（一）食品的选购

选购食品除了要根据学前儿童的需要选择营养丰富、保证热能供给而又易被消化吸收的食物外，还必须确保食物的卫生与新鲜，不被致病微生物和有毒有害物质污染。选购的食品应避免下列几种情况：

1. 细菌污染和腐烂变质的食品

被细菌污染和腐烂变质后，营养素被大量破坏，失去了食用价值，甚至可致病。如腐烂的肉类和鱼类中有大量的普通变形杆菌、大肠杆菌，能使蛋白质和脂肪分解产生有害物质；粮食霉变产生的黄曲霉素是典型的致癌物质。

2. 含亚硝酸盐和多环芳烃致癌物的食品

在腌腊制品、烘烤和熏制的鱼肉中亚硝胺和多环芳烃等物质含量较高，经常食用会导致肝癌、食道癌、胃癌等。

3. 天然有毒食品

发绿发芽的马铃薯含有毒物龙葵素，食用后会起恶心、呕吐、腹痛、腹泻、脱水等中毒症状。

4. 被农药、化肥等污染的食品

农药残留量大的蔬菜、水果，食用后会发生农药中毒。

5. 无生产许可证、无保质期的食品

无食品卫生生产许可证的企业生产的熟食、点心、饮料等；无保质期或超过食品保质期的食品；使用不符合国家卫生标准的食品添加剂、食品防腐剂的食品。

（二）烹调制备

对于食物的烹调制备要求，是要避免有害物质的产生或去除有毒有害物质。

1. 避免发芽马铃薯中毒

生芽的马铃薯在芽及芽根处含有毒素，凡已生芽过多及皮肉大部分已变紫色的马铃薯就不能食用。生芽较少，可挖掉芽和芽根，以及附近的皮肉，将削好的马铃薯在冷水中浸泡30分钟后煮熟煮透。

2. 避免扁豆中毒

若炒煮时间不够，扁豆中所含的皂素未被破坏，可引起中毒。中毒症状为恶心呕吐，烹调时，要使扁豆原有的绿色消失，无生味。

3. 避免豆浆中毒

生豆浆含有皂素、抗胰蛋白酶等有害物质，对胃肠道黏膜有刺激性，可引起呕吐、腹泻。豆浆煮开后才能食用。

4. 避免不健康烹制方法

食物烹调制备要避免采用烘烤、烟熏的方法，这类方法会使食物中的蛋白质、脂肪和糖类焦化，产生致癌物质。

5. 炊具选择

避免用铁制炊具或容器制作或盛放酸性食物。如用铁器盛醋、酸梅汤、山楂汁等，因酸能溶解大量的铁，食用后可导致呕吐、腹痛、腹泻等中毒症状。

（三）食物的贮存

托幼机构食堂的食物贮存是指为了防止食物腐败变质，延长食物可供食用的期限，对食物采取的各种加工措施。贮存时，应注意避免以下有利于细菌生长繁殖需要的条件：

1. 温度

引起食物中毒的细菌在37 ℃左右的温度下生长繁殖最快。夏天，在通风差的厨房里，气温可高达30 ℃～40 ℃，所以细菌性食物中毒多发生在夏季。

2. 营养物质

细菌也需要营养才能生存，在高蛋白和含水分的食物中细菌最易滋生，如肉类、奶类、蛋类等。尤其是在酸度、甜度和咸度不大的食物中生长最快。

3. 水分

大多数食物都含有细菌生长所需要的水分。在干燥食物中细菌保持休眠。干燥食物恢复原有水分后，细菌又活跃起来。如鲜香菇和干香菇，干香菇的保存时间远远大于鲜香菇。

4. 时间

细菌的生长繁殖需要一定的时间。熟食要尽快食用，剩饭剩菜放置过久，易滋生细菌。避免上述条件，通常采用的贮存措施有：低温、通风、选购新鲜的食材。

案例讨论

乐乐早晨起晚了，乐乐妈妈给班主任李老师发信息说，乐乐在家吃完早饭再送她去园里，李老师便没有给乐乐留早餐。户外活动回来，乐乐跟李老师说自己在家没有吃早餐，肚子饿得咕咕叫。李老师想起周末她在园里加班时买的一块面包还没吃，便拿起来闻闻，发现没有坏，顺手给了乐乐，让她吃。中午吃饭时乐乐说她肚子不舒服，不想吃饭。李老师想可能是吃了面包肚子不饿。中午午休时，乐乐又说自己肚子疼，拉稀跑了几次厕所。李老师给她量了体温，发现有些发烧。

请分析一下，乐乐怎么了？李老师的做法有什么问题？

党的二十大报告中指出要建设"健康中国"，请结合托幼机构食品安全工作，谈谈幼儿教师应如何预防幼儿园食物中毒，为实现"健康中国"贡献自身力量。

（四）厨房卫生和炊事人员的卫生

1. 厨房卫生

托幼机构食堂要接受当地卫生主管部门的卫生监督，申领《卫生许可证》。

托幼机构的厨房应有合乎卫生要求的工作面积，厨房的墙壁、地面应防水、防潮、易于清洗。厨房还应有排烟、排气、防尘、防蝇、防鼠、防蟑螂的设备，阻断病原菌污染食物。厨房应有控温设备，避免室内温度过高。厨房应有提供清洁水源和排除污水的设施，室内不能有明沟和积水。厨房的设备布局和工艺流程应当合理，生熟食品分开存放，生熟

学前儿童卫生与保育

切菜板、刀具严格分开，避免生食中的细菌污染熟食。厨房应有消毒的设备，食具每次用后洗净，煮沸消毒时水要浸没食具。厨房应具备垃圾和污物处理的设施，能及时处理废物，防止害虫滋生和臭气产生。

2. 炊事人员的卫生

厨房炊事人员在制作和供应食物时，应避免细菌等病原微生物的污染。炊事人员必须保证身体健康并注意操作规范。

每年应进行1~2次体格检查，接受卫生知识培训，凭卫生主管部门出具的合格证持证上岗。如发现炊事人员患有传染病，应立即将其调离炊事岗位，其痊愈后经体检合格才能恢复工作。炊事人员家属中如有急性传染病患者，该炊事员也应暂时离开厨房工作，直至检疫隔离期满才能上岗。

炊事人员还要注意保持个人卫生。比如勤剪指甲，工作时穿工作服、戴好口罩等。

炊事人员要严格操作规程，比如，工具、容器必须分开使用、定位存放，用后清洗、消毒。应妥善处理剩余原料，做到调料盒要及时加盖，新、老油要分开等。

此外，托幼机构要严格禁止闲杂人员随意进入厨房。往往托幼机构的厨房门口会悬挂"厨房重地，闲人免进"的牌子。

二、食物中毒及其预防

（一）食物中毒的分类

食物中毒是指人们吃了有毒食物而引起的一类急性疾病的总称。其特征为：短时间内食同种食物的人同时或相继发病，症状相似，以恶心、呕吐、腹痛、腹泻为主，伴有发烧，严重者发生脱水、酸中毒甚至休克昏迷等现象。

有毒食物是指含有致病的细菌、微生物或含有害有毒物质的食物。

1. 细菌性食物中毒

细菌性食物中毒占食物中毒的绝大多数，并有明显的季节性，一般6—9月呈高峰。引起中毒的食物主要为动物性食物，如肉、鱼、奶、蛋及其制品等，特别是肉类食品。

由于食品在生产、加工或销售过程中被致病的微生物污染，在适宜的条件下这些致病微生物大量繁殖，食前未经高温加热或加热不彻底，所以食品中含有大量活的致病菌，以及由它们所产生的毒素，食后引起食物中毒。主要有沙门氏菌（存在于动物的肠腔内及蛋壳上）食物中毒、葡萄球菌（存在于人的鼻咽部及手上、皮肤溃烂处）食物中毒、嗜盐菌（存在于海产品中）食物中毒、大肠杆菌和肉毒杆菌食物中毒。

细菌性食物中毒的患者，一般都有明显的胃肠道症状，其中以恶心、呕吐、腹泻最为常见。

2. 非细菌性食物中毒

（1）化学性食物中毒。由于食物在生长、制备、储存或烹调过程中，被化学物质污染，凡是吃了被有毒化学物质污染的食物并达到中毒剂量而引发的中毒，都称为化学性食物中毒，如砷、亚硝酸盐、汞、农药、煤油等。大多数中毒患者发病急，中毒症状严重，一般无发热症状。

（2）动植物性食物中毒。少数动植物组织本身含有毒物质，如河豚含有河豚毒素，木薯含有氰甙，如果食用前未经合理加工烹调，可导致中毒。

（3）真菌毒素和霉变食物中毒。一些食物储存不当或储存过久出现霉变，如大米、玉米、花生等，食后可导致中毒。

(二) 常见的食物中毒及其预防

1. 大肠杆菌中毒

大肠杆菌是人体的寄生菌，一般情况下不致病，但当机体抵抗力下降，进食剩饭剩菜或放置冰箱时间太长的食物，或进食含有大量大肠杆菌污染的熟肉、点心、乳制品等，或进食被患有急性腹泻的炊事人员、食品企业工人的脏手接触的食品都会导致发病。这类中毒的潜伏期4~12小时，主要症状为食欲不振，呕吐，腹泻，大便水样，有特殊腥臭味。经及时治疗可在一周内恢复健康。

预防措施：夏秋季对肉、蛋、鱼、牛奶、水果的加工制造、运输、储藏要防止污染、变质，熟食在吃前一定要加热；剩饭剩菜要置于凉爽通风处或冰箱中，而且放置时间不宜过长，吃前必须加热，一旦变馊、变酸，千万不能食用；酸牛奶、点心、凉拌菜，因在食用前不能加热，需严格防止污染；炊事员、食品企业工作人员患急性腹泻时，要及时治疗，在治愈前不可从事接触食品的工作；不购买病畜、病禽的肉及内脏。

2. 肉毒杆菌中毒

罐头、腊肠、咸肉或其他密封缺氧储存的食品，一旦被肉毒杆菌污染，肉毒杆菌便大量繁殖并产生毒素，摄入后会引起中毒。该病的潜伏期12~48小时，甚至数天。摄入被污染的食物，中毒后不发热，也很少有胃肠道症状，主要表现为神经系统症状：头痛、头晕、眼睑下垂、复视，严重时出现瞳孔散大、失语、咽下困难、呼吸困难、意识不清，最后呼吸麻痹而死亡，死亡率在50%以上。

预防措施：保证食品不被污染，装罐食品必须严格消毒；因肉毒杆菌素在100 ℃高温下经10~20分钟可完全破坏，对易引起这类中毒的食品，食用前必须充分加热；罐头食品如罐头顶部鼓起（由于细菌在分解蛋白质、葡萄糖时产酸产气，罐头膨胀），必须煮沸后弃之，绝不可进食。

3. 发芽马铃薯中毒

土豆中含有一种叫龙葵碱的毒素，它集中分布在1.5毫米的外层（包括土豆皮），每千克土豆的含量高达250~800毫克，其中发绿、发芽的土豆中含量最高（在芽及芽根处）。龙葵碱不怕热，即使是煮沸、煮熟乃至油炸也难以消除，全世界每年因其中毒者以百万计，死亡上千人。中毒的症状：轻者肚子不适或恶心、呕吐、腹泻，中等的出现幻觉、局部麻痹或抽筋，严重的会昏迷甚至死亡。

预防措施：不食用生芽过多或皮肉大部分变绿的土豆；不吃带皮的土豆；对生芽较少的土豆，可将其芽眼及附近的皮肉挖掉，并用冷水将削好的土豆浸泡30分钟。

4. 豆浆中毒

生豆浆含有皂素、胰蛋白酶（抑制体内蛋白酶的活性）抑制物等有害物质，可对消化道黏膜和血液系统产生危害。如果食用了未煮开的豆浆，一般食后数分钟至1小时出现恶心、呕吐、腹痛、腹泻等症状。3~5小时可自愈，个别人会持续1天左右。

买回来的豆浆必须充分烧开再食用。煮豆浆的过程中，当豆浆刚出现泡沫沸腾时，温度只有80 ℃~90 ℃（假沸），有毒物质并未被破坏，故应减小火力慢煮直至煮开，中途不可加入生豆浆。豆浆容易变质，不宜久放，变质的千万不能再饮用。

5. 四季豆中毒

四季豆又名芸豆、扁豆、刀豆、菜豆角等，内含豆素、皂素等有毒物质。皂素对消化道黏膜有强烈刺激和溶血作用，但这些有毒物质在100 ℃以上的高温下即被破坏。吃了未熟透的四季豆可导致中毒。

一般食用后 1~5 小时即发生头晕、恶心、呕吐、腹痛、腹泻，重者导致脱水、酸中毒，体温一般正常。部分病人还伴有胸闷、心慌出汗、手脚发冷、上肢麻木等症状。

预防措施：四季豆要彻底煮熟，吃时无生硬感和苦味；不吃贮存过久的四季豆，也不吃霉烂及有病虫害的四季豆。

6. 黄曲霉素中毒

玉米、花生、大米在储存过程中易受黄曲霉菌污染；食用植物油、酱豆腐、甜面酱等也易受黄曲霉菌污染。

黄曲霉菌产生的毒素对人的肝脏、肾脏有害。若中毒，则病势凶猛，死亡率高。

预防措施：不吃霉变食品；洗米时若发现有发霉的米粒，一定要将其挑出；用高压锅蒸煮。为了保障人民身体健康，我国已于 1975 年颁布了各种食品中黄曲霉素的限量标准，同时对黄曲霉素污染食品，制定了有关的卫生管理办法。

婴幼儿正处在生长发育阶段，身体各部分的功能尚不成熟。免疫系统、神经系统发育还不完善，因而免疫力差，解毒能力不强，一旦误食了带有病菌或毒素的食物，很容易发生食物中毒。发病后病情也较成人严重，甚至造成死亡。因此，幼儿园应特别注意饮食卫生，要严格管理制度、消毒制度，并培养幼儿良好的饮食卫生习惯。如发现可疑的食物中毒者，应立即送医院诊治。

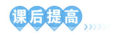

完成托幼机构营养膳食思维导图

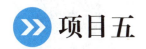

项目五

托幼机构一日生活保育

▶学习目标

1. 知识目标

能叙述学前儿童生活制度及意义,能描述学前儿童一日生活各环节的卫生要求。

2. 能力目标

能设计学前儿童一日生活制度,并具备托幼机构一日生活各环节卫生保育能力。

3. 素质目标

通过"不可忽视的午检"案例讨论分析,明白幼儿的保育工作渗透在一日生活的各个方面,对于各项工作都应一丝不苟地认真对待,能负责任地执行,培养学生的使命感和责任感,激发学生的责任意识和职业道德,在将来的实际工作中以严谨细致的工作作风开展幼儿园的保育工作。

任务一　了解托幼机构一日生活制度

学前儿童生活制度主要环节的注意事项

请扫码观看视频，完成表 2-5-1 学习任务单（一）。

表 2-5-1　托幼机构一日生活制度学习任务单（一）

想一想	同学们，你对托幼机构一日生活制度知道多少？你知道下面这些问题的答案吗？
	1. 为什么要给学前儿童制定一日生活制度？
	2. 制定一日生活制度的依据是什么？
	3. 执行一日生活制度应注意什么问题？
问一问	同学们，请你将自己感兴趣的关于托幼机构一日生活制度的问题记录下来，以便在课堂讨论。

备注：请同学们课前预习本任务点的内容，并完成以上表格内任务。

托幼机构的生活制度中，最主要的就是学前儿童的一日生活制度。科学合理的生活制度符合学前儿童的年龄特点，将学前儿童一日生活的主要内容，如入园、进餐、盥洗、如厕、睡眠等每个环节的时间安排、顺序、间隔等给予科学合理的指导，使得学前儿童劳逸结合、精力充沛，提高一日生活的效率，促进各个器官协调活动和生长发育，更加健康快乐地成长。

一、制定生活制度的意义

（一）科学的生活制度能促进学前儿童正常发育

学前儿童大脑皮层功能发育不够成熟，神经活动过程中易兴奋，也易疲劳，在长时间从事某种活动后，大脑皮层的相应区域由兴奋转入抑制，出现疲劳。因此，就需要根据学前儿童生理和心理特点，合理安排好一日生活的各个环节，让不同类型的活动穿插进行，使脑力活动与体力活动交替进行，大脑皮层各功能区轮流工作和休息，保证劳逸结合，可以防止幼儿神经细胞的疲劳，促进体内各器官协调活动，从而促使幼儿健康成长。

学前儿童消化系统的功能尚未成熟，消化能力弱，但由于生长发育迅速，对能量和各种营养素的需要量相对较多，制定合理的进餐次数和间隔，可使学前儿童获得足够的营养。

（二）严格执行生活制度，能使幼儿养成良好的习惯

学前儿童在某个方面形成了习惯，实际上是他们大脑皮层的活动形成了动力定型。将幼儿一日生活中的主要环节，如起床、早操、盥洗、进餐、游戏、户外活动、睡眠等加以合理安排，每天重复执行，经过一段时间，大脑就自然而然知道什么时间该做什么事情，提前做好准备，因此建立动力定型。动力定型一旦形成，大脑皮层就能以最低的消耗，收到最大的效益。不仅如此，相关研究指出，年龄越小，动力定型越容易形成。

严格执行生活制度，让学前儿童按一定规律和要求有条不紊地完成每天应该做的事情，养成良好的习惯，即形成动力定型。学前儿童建立动力定型后，各种生理活动就会更有规律，吃饭时食欲好，就寝时入睡快，游戏时精力充沛，学习时精力集中，从而节省了神经细胞的能量消耗，起到"事半功倍"的效果。

（三）良好的生活制度是完成教育任务的前提

在组织好学前儿童一日生活的基础上，才能有效地进行各种教育活动。科学地安排好学前儿童一日生活，把体、智、德、美全面发展的教育思想贯穿于一日生活的各项活动之中，不但能使学前儿童身体健康发展、精神愉快、精力充沛，还能保证幼教工作者有更多的时间通过教育活动、游戏、劳动等活动，使学前儿童获得丰富的知识和技能，养成良好的行为习惯。可以说，如果没有科学的生活制度做保证，幼儿园就无法完成促进幼儿全面发展的任务。

二、制定一日生活作息制度的依据

（一）依据学前儿童的年龄特点

人体的一切活动都是在神经系统的调节下进行的。幼儿正处于生长发育时期，各器官的功能还处于不断完善阶段，而且不同年龄段的幼儿在发育上也存在较大的差异。因此，

应根据学前儿童的年龄特点科学地安排幼儿的一日生活和作息时间。比如学前儿童的神经系统发育不健全，容易疲劳，每天需要保证充足的睡眠时间，且年龄越小，睡眠时间越长。再比如，学前儿童正处于长身体时期，应注意多让他们到户外去活动，接触新鲜空气，获得充足的阳光等。

生活制度的安排还要考虑学前儿童高级神经系统的特点。学前儿童神经活动过程中兴奋与抑制过程不平衡，集中注意力时间短，控制能力差。安排活动时，应根据这些规律，把挑战性较高的任务安排在精力充沛的时间里进行，使大脑皮层各机能区的神经细胞和身体各部分的组织得到轮流休息，防止疲劳及过度疲劳的发生。例如，在集体教育活动后，可安排自由游戏活动；在安静的室内活动后，可进行户外体育活动等。

（二）依据教育活动的要求

为了完成教育活动，在一天的作息时间里，要合理地安排上课、游戏、观察、劳动等各项活动。上课需要集中注意力，一般在早晨7—10点钟，头脑清醒，是精力最旺盛的时间，此时学习知识技能、接受教育效果最佳，因此幼儿园一般都安排在这段时间开展集体教育活动。上午10—11点钟，神经系统的兴奋性逐渐降低，可以安排一些轻松愉快的游戏以消除疲劳。午餐后大脑皮层的兴奋已降至最低，所以需要午睡。午睡后，皮层的兴奋程序又逐渐增高，但不如上午旺盛，所以下午一般不再安排教育活动，而是让幼儿做做体操、游戏等。各种活动的时间也要根据幼儿的年龄特点有所变化。游戏是幼儿的基本活动，应保证幼儿有充足的游戏时间。

（三）依据地区的特点和季节的变化

我国地域辽阔，制定生活制度还要考虑不同地区的差异，如南北气候差异，东西时间差异。同时还要考虑季节变化及时做出调整，如冬季白天短黑夜长，早晚气候寒冷，可早上晚起床，晚上早上床，午睡时间缩短；夏季昼长夜短，天气炎热，早晚天气凉爽，早晨可提前起床，延长午睡时间，晚上推迟上床时间。其他主要的生活环节也要做相应的调整。

三、执行生活制度的注意事项

（一）严格执行

合理的生活制度一旦制定，就要坚持严格执行，持之以恒，不能随意变更，这样才能保证一日生活具有规律性和稳定性，促进学前儿童养成良好的生活习惯，否则就无法达到预期的效果。

（二）保教结合

生活制度的执行，不仅有各个环节对学前儿童进行生活护理、卫生保育的活动，也有集中组织和开展的教育活动。保教交替，彼此融合。

（三）家园同步

良好习惯的养成，必须是长期且一致的，因此，在生活制度的实施过程中，争取家长的配合也是十分重要的。引导家长在节假日安排好幼儿的一日生活，使幼儿饮食、起居有规律，避免发生"星期一病"（因节假日贪食、玩得过累，周一时发烧、消化不良、感冒等）和"5+2=0"现象（儿童周末生活作息和行为习惯全部混乱等）。

（四）个别照顾

学前儿童之间存在着较大的个体差异，学前儿童的体质强弱也有不同，因此对个别体弱儿童，要给予特殊照顾，弹性处理各种问题，以满足其不同的需要。

（五）培养良好的卫生习惯

生活制度的实施，是学前儿童良好的卫生习惯以及生活自理能力发展的关键，更是发展儿童智力、培养良好行为及独立生活能力的有力措施，也是在培养学前儿童热爱劳动、团结友爱等良好的品德。

学前儿童一日生活中主要的环节有进餐、盥洗、如厕、睡眠、教育活动和户外活动等。各个环节都有一定的卫生要求，只有按照要求去组织实施，保教结合，才能促进幼儿健康成长。

任务二　进餐

请完成表 2-5-2 进餐环节实习任务单（二）。

表 2-5-2　进餐环节实习任务单（二）

做一做	同学们，请认真参加幼儿园保育实习工作，将幼儿园进餐环节情况记录在表中。	
	项目	工作内容
	餐前	
	餐中	
	餐后	
问一问	同学们，请你将保育实习过程中，自己感兴趣的关于进餐环节的问题和案例记录下来，以便在课堂讨论。	

备注：请同学们课前预习本任务点的内容，并完成以上表格内任务。

"聪明的大脑、健康的身体,是吃出来的。"由此可见,吃是何等重要。进餐为幼儿身体发育提供了充足的营养,是幼儿生活学习的物质前提。而现实中,幼儿园进餐环节活动的组织却有些不尽如人意:进餐无序、环境嘈杂;有的教师催促幼儿吃饭,使原本轻松、愉快的进餐活动变得紧张起来;有的教师强迫幼儿吃饭,使幼儿感到焦虑、不安,降低了食欲;还有的教师对偏食、挑食的幼儿缺少关注引导,忽视对幼儿良好进餐行为和习惯的培养。

《幼儿园教育指导纲要》中指出:"幼儿园健康教育应树立正确的健康观念,在重视幼儿身体健康的同时,高度重视幼儿的心理健康。"心理健康是提高整体素质的基础,教师应将身心和谐发展的健康观渗透到幼儿一日生活中。因此,加强幼儿园进餐环节各个方面的组织和指导,对促进幼儿身体及心理的健康发展具有不可替代的作用。

作为教师,我们在幼儿进餐环节需要注意以下四个方面:

一是使幼儿喜欢在洁净、安全的环境中进餐,能维护进餐环境的安静、有序;二是使幼儿进餐时有愉快的进餐心境,有独立进餐的意识和能力;三是使幼儿喜欢吃多种食物,饭量适中,营养均衡;四是培养幼儿安静进餐、细嚼慢咽、餐后有序整理等良好的进餐行为和习惯。当然,由于不同年龄阶段幼儿身心发展水平不同,在进餐环节表现出的进餐状态、进餐需求也不尽相同。作为教师,我们要明确不同年龄阶段的幼儿在进餐中存在的突出问题,有目的、有计划地开展丰富多样的活动,并适时加以帮助、指导,以实现进餐环节的温馨、有序,保证幼儿充足的营养,养成良好的进餐习惯。比如:托、小班幼儿进餐活动受周围环境、情绪的影响较大,他们的小肌肉发展相对较差,手眼协调能力需要加强练习,更需要教师的帮助与鼓励;中、大班幼儿的情绪相对稳定,他们的进餐技能明显提高,自主性发展到了关键期,更需要教师的肯定与要求。

根据幼儿消化系统的特点,幼儿园应为幼儿每天安排三餐两点(早餐、午餐、晚餐以及早点和午点),两餐间隔时间一般为 3~4 个小时,提供的餐点应营养丰富且易消化。幼儿园的进餐活动包括:进餐前心理准备、餐前盥洗;进餐中幼儿技能的掌握、习惯的养成;进餐后的整理、餐后盥洗等。幼儿的进餐质量与进餐前的准备、进餐中的指导、进餐后的整理有着密切的关系。

一、进餐前

(1)为幼儿创设舒适、安静、愉快的进餐环境。

(2)让幼儿适当喝点温水,洗手,如厕,听听音乐、故事,或趴在桌上休息,做些安静的游戏,不做剧烈运动。

(3)通过对当日食物的讲解或交谈激发幼儿的食欲。

(4)一般而言,教师在进餐前应尽量避免对幼儿进行批评教育,保证不会影响到幼儿的进餐情绪。

(5)保证餐桌消毒干净。

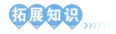

餐桌消毒取餐标准

二、进餐中

（1）指导幼儿掌握正确的进餐技能，学会独立并以适当速度进餐，一般来说，学前儿童进餐不应少于30分钟。

（2）观察幼儿进食情况（如习惯、速度和食量），进餐坐姿和餐具使用是否正确，及时添加饭菜，提醒幼儿注意果核、骨头、鱼刺等。

（3）与幼儿交谈时要轻声细语，不在进餐过程中批评幼儿，不催促幼儿吃饭。

照顾幼儿进餐要做到：

①提前照顾体弱幼儿：先洗手，先吃饭，适时喂饭。

②重点护理肥胖儿进餐：后洗手，后吃饭，细嚼慢咽。

③照顾幼儿进餐时少盛多添，一口饭一口菜。幼儿不吃盖浇饭、汤泡饭，无催饭现象。

④观察幼儿进餐情绪是否愉快。

⑤幼儿进餐时不扫地、不拖地、不铺床。

⑥幼儿咽完最后一口才能离开座位，检查幼儿饭后擦嘴是否正确、擦得是否干净。

（4）引导幼儿养成文明用餐的习惯，爱惜每一粒粮食。

（5）纠正"偏食""挑食""边吃边玩"等不良饮食习惯，教师应以正面教育和预防为主。

①教师为幼儿添饭添菜做到少量、多次、及时，中、大班幼儿可自己添饭添菜。

②偏食幼儿可能对喜欢的食物进食较快，并要求再添加，教师一定要求幼儿将其他饭菜都吃完再添加。

③尽量不要给幼儿盛太多，使其感觉吃不完，不要让幼儿面对饭菜发愁。

④汤太烫的时候不要给幼儿盛，温热时再盛。

（6）教会幼儿一些基本的进餐礼仪，如接受食物要道谢、闭嘴咀嚼、吃净饭菜等。

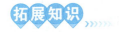

幼儿园餐桌礼仪

三、进餐后

应指导学前儿童吃完饭后把餐具放到指定位置，清理桌面，放好椅子，有礼貌地离开餐桌，培养学前儿童擦嘴、漱口、洗手等良好习惯，并带领学前儿童散步不少于15分钟后午休，有利于食物消化和午睡。餐后的独立性培养主要有以下几点：

（一）自己端饭菜和送餐具到指定地方

（1）在没有危险的前提下，让幼儿端自己的饭菜就位进餐，或轮流指定几名幼儿为大家服务，并在完成进餐后自行将餐具放到指定的器皿中。

（2）餐后自己清理桌面，把骨头、菜渣倒入垃圾桶，用抹布抹自己的桌面。

（3）用完餐后将盘子放在托盘的左边、碗放在中间、勺子放在右边的收纳盒里。

（二）清洁

（1）餐后引导幼儿饭后用温水清洁口腔，餐后漱口。

（2）餐后幼儿洗手、冬季抹手油。

（3）早餐后幼儿如厕、洗手、进入区域自选活动。午餐后教师带幼儿饭后散步，饭后不做剧烈活动。

（4）对个别没吃完饭的幼儿保育老师继续照顾其进餐，不可催促。

（5）保育老师整理餐具、擦餐桌。

（6）所有餐具不能落地，餐后及时送餐具消毒。

近些年来，众多发生在我们身边的悲痛案例，都指向学前儿童的饭后散步和食物消化问题，因此，在实际生活的组织与实施中，我们务必按要求落实一日生活各环节的细致问题。

（三）值日生帮助准备餐具和收拾餐具

或许中大班值日生不能将餐桌擦得很干净，但为了养成独立自主性，让值日生帮助准备餐具和收拾餐桌是非常重要的。值日生是轮流的，因此，每个幼儿都能获得独立性的锻炼。

拓展知识

学前儿童进餐困难的原因和对策分析

任务三　盥洗

请扫码观看视频，完成表2-5-3盥洗环节实习任务单（三）。

盥洗

表2-5-3　盥洗环节实习任务单（三）

做一做	同学们，请认真参加幼儿园保育实习工作，将幼儿园盥洗环节情况记录在表中。	
	项目	方法和步骤
	洗手	
	洗脸	
	漱口	
	梳头	
问一问	同学们，请你将保育实习过程中，自己感兴趣的关于盥洗环节的问题和案例记录下来，以便在课堂讨论。	

备注：请同学们课前预习本任务点的内容，并完成以上表格内任务。

幼儿园盥洗环节一般是指学前儿童在园期间的洗手、洗脸、漱口、梳头等清洁活动。盥洗不仅能使皮肤保持清洁，还能增强皮肤的抵抗力，养成爱清洁、讲卫生的好习惯，是维持自身健康和培养自我服务能力的一项重要措施。

一、洗手指导要点

（1）幼儿要用七步洗手法洗干净双手。
（2）根据盥洗室的空间大小，将幼儿合理分组，保持盥洗室安静有序。
（3）帮助或指导每个幼儿将袖子挽至胳膊处，防止溅湿衣袖。
（4）指导幼儿节约用水，控制水流大小，洗完手后要在水池内轻轻甩三下，用毛巾擦干手上的水迹。
（5）密切关注每个幼儿的洗手过程，对搓洗不仔细、冲洗不干净等行为，教师要耐心地给予动作示范和语言提示。
（6）帮助幼儿洗完手后用正确的方法擦干双手，将衣袖放下，整理平整。
（7）秋冬季节还要帮助幼儿涂抹护手霜。
（8）幼儿盥洗结束后，及时用干拖把擦干地面上的水，等最后一个幼儿洗完手后再离开盥洗室。
（9）采用竖大拇指、拥抱幼儿、语言鼓励、同伴示范、环境暗示等方法，及时鼓励幼儿洗手过程中的良好表现，促进幼儿良好洗手习惯的养成。
（10）教育幼儿懂得洗手对身体的好处，饭前便后、活动后、手脏时主动洗手。

二、漱口指导要点

（1）组织幼儿餐后拿着自己的饭碗或者取出自己的水杯，在温水桶内接半碗或者半杯漱口水，安静有序地漱口。
（2）引导幼儿用鼓漱法进行漱口，提醒幼儿将漱口水含在嘴里鼓漱3~5次，再轻轻吐进水池中，不把水咽进肚子里。
（3）关注幼儿漱口过程，发现漱口不正确的幼儿，及时耐心地给予语言和动作提示。
（4）幼儿漱完口后把自己的碗或水杯放回原处摆放整齐。

三、洗脸指导要点

（1）引导幼儿知道午睡后、脸脏时、夏季运动后要把脸洗干净，帮助幼儿养成良好的洗脸习惯。
（2）用轻柔的语调、温柔的动作指导幼儿从下到上、从里到外轻轻用力，依次把嘴巴、鼻子、额头、脸颊、耳朵、脖子擦干净。
（3）秋冬季洗脸后，帮助或指导幼儿用手蘸取适量护肤霜，均匀涂抹在脸上。

四、梳头指导要点

（1）保证幼儿使用的梳子干净。
（2）午睡洗脸后，帮助或指导幼儿使用梳子梳头。

(3) 指导幼儿学习梳头的正确方法：从上向下，梳整前面、侧面、后面。

(4) 鼓励短发幼儿照着镜子自己尝试梳理头发，及时关注幼儿是否需要帮助整理，并给予积极的鼓励和表扬。

(5) 轻柔用力、松紧适度地帮助长发幼儿扎好辫子、戴好发夹，并请幼儿自己照照镜子，欣赏梳理后的整齐发型，感受仪表整洁的美。

(6) 梳头结束后，指导幼儿将掉落在肩部、地上及残留在梳子上的头发收进垃圾桶，将梳子放回原处。

(7) 提醒幼儿头发松散、凌乱时及时梳理，保持仪表整洁。

(8) 定期对幼儿的梳子进行清洗和消毒。帮助幼儿学习梳头发的基本方法；梳头结束后，学习清洁梳子和地面；知道梳理头发前后要洗净双手；知道起床后，头发凌乱时要及时梳头。

五、盥洗前的准备工作

(1) 在盥洗室张贴七步洗手法示意图，让幼儿参考示意图正确洗手。

(2) 提供洗手液或者肥皂。

(3) 建议给每个幼儿配备两块小毛巾，不能混用，毛巾应当天用完，当天消毒。教师用肥皂将毛巾清洗干净后，先使用专用消毒液浸泡，再置于阳光下暴晒。

(4) 毛巾架、水杯架要有明显的幼儿标识，每个幼儿一个格子，置放自己当天使用的毛巾和水杯。

(5) 布置卡通形象的盥洗室图片，让整个房间显得温暖、活泼。

六、盥洗时注意事项

（一）管理要点

(1) 洗手环节分为集体洗手及按需洗手。一般刚入园、饭前、喝水前、户外活动归来等环节，教师要组织幼儿集体洗手。

(2) 教师应组织幼儿有序进入盥洗室，提醒幼儿卷好袖子（帮助有困难的幼儿卷好袖子）、节约用水，发现有打闹、玩水等情况，及时提醒和纠正。

(3) 提醒幼儿按照正确的方法洗干净手和脸，天气干燥时提醒幼儿抹润肤露。

洗手顺序为"卷衣袖—湿手—擦肥皂—七步洗手法—冲洗—双手合掌甩水—打开毛巾擦干净"；

洗脸顺序为"卷衣袖—拿毛巾湿水—拧干—把毛巾打开洗脸、手背、脖子—搓洗毛巾—拧干—挂回原来的地方"。

拓展知识

七步洗手法

（二）常见问题

(1) 幼儿不会挽袖子。
(2) 幼儿不会控制水流的大小。
(3) 幼儿洗手方法不正确。
(4) 幼儿洗手时不用香皂。
(5) 幼儿不认真洗手，洗手时打闹、玩耍。

（三）应对策略

(1) 教师适当进行示范、帮助、提醒。
(2) 教师可将洗手方法分解多次进行，还可与幼儿一起洗手，边说边做，让幼儿轻松地学习正确的洗手方法。
(3) 教师可以准备形状、颜色不同的香皂激发幼儿洗手的兴趣。香皂放置要避免二次污染，装香皂的器具要定期消毒。
(4) 教师可以引导幼儿自己制定洗手的规则。
(5) 教师可以引导幼儿学习自我管理，互相提醒。

洗手常规养成记

七、盥洗后的收尾工作

(1) 物品放回原位。
(2) 整理盥洗室，地面、毛巾和水杯格子保持清洁。
(3) 幼儿使用过的水台务必擦拭干净。
(4) 毛巾、水杯当天消毒。
(5) 过渡环节使用的玩具每天用消毒灯消毒2小时。

盥洗环节的安全管理

任务四　如厕

请扫码观看视频，完成表 2-5-4 如厕环节实习任务单（四）。

如厕

表 2-5-4　如厕环节实习任务单（四）

做一做	同学们，请认真参加幼儿园保育实习工作，将幼儿园如厕环节情况记录在表中。	
	项目	工作内容
	如厕前	
	如厕中	
	如厕后	
问一问	同学们，请你将保育实习过程中，自己感兴趣的关于如厕环节的问题和案例记录下来，以便在课堂讨论。	

备注：请同学们课前预习本任务点的内容，并完成以上表格内任务。

如厕是幼儿园一日生活中出现频率较高的环节，一般是指学前儿童在园期间的大小便活动。早期对学前儿童如厕能力进行培养，有益于提升幼儿生活自理能力，对幼儿智力、情感、独立性的培养都有重要的作用。

老师要提前做好如厕的环境准备，保证如厕卫生、通风、无异味。同时也要为幼儿准备充足的卫生纸，方便幼儿随时取用。如厕培养儿童按时排便的习惯必须有计划、有步骤地耐心进行。

一、如厕前：组织如厕

（一）认识班级的卫生间和盥洗室

新生入园后，老师首先要带领幼儿认识班级卫生间，使幼儿知道厕所和盥洗室的位置，卫生设施的使用方法，并指导幼儿尝试使用。逐渐消除对班级卫生间的陌生感，逐步适应在儿童厕所中排便。如果其他公共区域如操场等也设有卫生间，老师也要带幼儿认识，以备不时之需。

（二）老师站位

1. 卫生间、盥洗室在教室内

老师尽量站在活动室与卫生间中间，既能看到活动室松散活动的幼儿情况，也能照顾到如厕和盥洗中的幼儿。及时提醒，避免突发事件。

2. 卫生间、盥洗室在公共区域

老师可以分工合作，一位老师负责幼儿如厕和盥洗并提醒来回路上的（走廊里）安全。另一位老师在教室内，照顾进行游戏的幼儿。

（三）掌握脱、提裤子和整理衣服的方法

准备如厕前，老师要提醒幼儿先把脚分开站到厕坑边，再脱裤子。裤子脱到大腿中部膝盖上面的位置，然后用手揽住裤子。

秋冬季衣服多，可以提醒幼儿一层一层脱，特别注意不要让幼儿把裤子脱得太靠下，以免绊倒，建议提到膝盖以上。提裤子时，也要先提内裤，然后把衣服整理平整，再一层一层提起来。穿裙子如厕时，要先把裙子提到腰以上，再脱裤子，避免弄脏。

二、如厕中：指导如厕

（一）分组组织并指导幼儿如厕

老师要尽量制定分组如厕的规则。每次如厕人数依据班级人数和卫生间、盥洗室大小而定。避免人员过多，造成拥挤和打闹现象，也方便老师进行如厕指导。同时老师要考虑对尿急容易尿裤子的幼儿、动作慢的幼儿，优先如厕，保证幼儿及时排便，不憋大小便。

幼儿如厕过程中，老师要重点关注幼儿的安全，地面经常会有水，容易出现滑倒和磕碰。所以老师要及时处理地面等位置的水，提醒幼儿先上到蹲坑再脱裤子，避免提前脱裤子绊倒。老师在每天如厕时多次提醒，使幼儿提高自我保护意识，文明如厕，减少安全事故。

（二）定时如厕和随时如厕

定时如厕有利于帮助幼儿养成良好的排便习惯，使身体中的废物及时排出。在幼儿一日生活中，各个活动进行前或结束后，老师都要组织幼儿如厕，包括餐前、区域活动后、教育活动前、户外活动前后、午睡前后、离园前。

餐后可以鼓励幼儿在园大便。因为进餐后肠蠕动会加快，常会出现便意，因此选择这个时间提醒幼儿大便，有助于养成定时大便的好习惯。

幼儿年龄小、自我控制力差。当幼儿产生便意，老师应允许他们随时如厕，不能因为活动没结束而让幼儿憋大小便。一方面幼儿控制不住，另一方面幼儿憋尿后，尿液在膀胱停留时间过长，尿中的有毒物质会被肾小管重新吸收，从而加重肾脏的负担。

老师要指导幼儿掌握如厕的方法，可以张贴如厕步骤图，帮助幼儿学习和理解如厕程序，如排队如厕，脱裤子，正确排便，清洁身体，提裤子，冲水和洗手等。在卫生间贴上排队和如厕的小脚丫，通过小脚丫提醒幼儿正确等候和排队的位置。

三、如厕后：习惯养成

（一）掌握便后清洁的方法

幼儿如厕，老师要提醒幼儿拿好卫生纸。对大便的幼儿要提醒多拿两份，女生小便拿1份即可。老师提前将卫生纸一两格左右的长度撕好，摆放在幼儿容易取放的位置。提醒幼儿每擦一次屁股，将卫生纸折叠再擦下一次。然后把用过的卫生纸扔进纸篓里。

如果是小班的幼儿，其还没有学会自己擦屁股，老师要给予帮助。当幼儿有一定能力时，多鼓励幼儿自主操作，老师协助检查，并给予肯定。

（二）如厕后着装检查

幼儿如厕后，教师要逐一检查幼儿着装，一方面帮助幼儿从内到外、从上到下、从前到后地整理衣服，以保证幼儿把服装穿好、穿整齐，天冷不露小肚皮；另一方面检查幼儿是否有尿湿裤子、弄脏衣服的现象，如果发现，要及时为幼儿处理和更换干净的衣服。

小班幼儿，老师要逐个给予支持、提供帮助，依据幼儿能力情况帮助幼儿做好整理工作。中大班幼儿以语言指导为主，通过动作示范示意幼儿拉平衣服，整理好衣服，引导幼儿提升对自我着装的管理意识和能力。

（三）养成良好的如厕习惯

老师要帮助幼儿建立良好的如厕习惯。通过故事、图片等教育方式，让幼儿知道，有大小便要直接告诉老师、及时如厕、不憋尿。通过学习和掌握如厕流程，让幼儿逐渐养成习惯，便后主动洗手。

有的幼儿习惯将纸放在便池旁边的地上，再脱裤子，老师要及时提醒。在大小便完，要求幼儿将用过的纸扔进纸篓，大小便时要注意不要弄到便池外面。有的幼儿憋尿时间长，快要憋不住了才冲进卫生间，还没准备好就排便了。有的幼儿大便排便时间长，双腿蹲不住，不自觉地移动身体到便池外面。针对这些情况，老师要多关注、多提醒，给幼儿讲一些憋尿不利于健康的故事，多锻炼孩子的腿部力量。

拓展知识

幼儿如厕的常见问题

对于尿湿裤子儿童的特殊护理

任务五　睡眠

请扫码观看视频，完成表 2-5-5 睡眠环节实习任务单（五）。

午睡

表 2-5-5　睡眠环节实习任务单（五）

	同学们，请认真参加幼儿园保育实习工作，将幼儿园睡眠环节情况记录在表中。	
做一做	项目	工作内容
	午睡前	
	午睡中	
	午睡后	
问一问	同学们，请你将保育实习过程中，自己感兴趣的关于睡眠环节的问题和案例记录下来，以便在课堂讨论。	

备注：请同学们课前预习本任务点的内容，并完成以上表格内任务。

学前儿童卫生与保育

学前儿童必须保证每天有充足的睡眠,年龄越小,需要的睡眠时间越长。一般全日制幼儿园,需安排一次午睡。寄宿制幼儿园的学前儿童,一昼夜需要 12 小时左右的睡眠时间。

幼儿的神经系统发育不完善,神经细胞容易发生疲劳。而正常的睡眠是大脑皮层广泛抑制的结果,在皮层抑制的情况下,皮层细胞的功能损耗得到恢复。可见,睡眠是一种保护性机能,能保护皮层细胞免于功能衰竭。不仅如此,睡眠时机体的各种生活活动都减弱,骨骼肌张力降低,心率变慢,血压下降,呼吸变慢,生长素分泌增加,对促进生长发育有重要意义。因此,必须保证幼儿有足够的睡眠时间,只有这样才能消除一天的疲劳,保证高级神经系统的正常机能,使幼儿在学习或游戏时头脑清醒、精力充沛、记忆力好。

睡眠充足并不等于睡眠越多越好,睡眠过多,会影响其他活动的安排,使幼儿活动量减少,也不利于健康。午睡时间过长还会影响夜间睡眠。幼儿的睡眠时间,应随年龄和健康状况而异,年龄小、体质弱的幼儿睡眠时间需相应延长,睡眠不但要有足够的时间,而且还要有一定的质量。

一、午睡前的准备

睡前准备中,教师首先要排除午睡环境中存在的危险因素,要取下女孩头发上的发夹、头饰,谨防幼儿将尖锐、坚硬或细小的物品,如剪刀、小刀、缝衣针、纽扣、豆子等带进卧室;其次,室内外温差要控制在 10 ℃ 以内,防止幼儿着凉,如果是夏天或冬天,教师应当提前 20 分钟打开空调。

(1) 幼儿午睡的房间要保持空气流通,冬季时教师需要在午睡前的半个小时关窗保持室内温度,其他季节应根据空气质量情况开窗通风。

(2) 幼儿午睡前拉好窗帘,为幼儿创设一个良好的睡眠环境。

(3) 每个幼儿的床铺、被褥、枕头等应该固定,专人专用。

(4) 组织幼儿进行散步、听音乐、听故事等安静的饭后活动,不宜让幼儿做活动量大的游戏,以保证幼儿安静入睡。

(5) 提醒幼儿午睡前上厕所,不带零食、玩具等物品入睡。

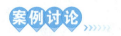

不可忽视的午检

晨检是幼儿园日常工作中的一项重要内容,但是午检也同样不可忽视。

小旻将散步时捡到的一枚钉子悄悄藏起来带入午睡室,午睡中悄悄拿出钉子玩,不小心将旁边小朋友的手划出了一道小口子。幸好禹老师发现及时,否则后果不堪设想。小王老师也向班主任老师反映,在打扫午睡室时,个别孩子的床下经常会扫出糖纸或者果壳。尽管看似细小的物品,在幼儿午睡时常常存在安全隐患。在午睡前对幼儿进行午检,以防尖锐、坚硬或者细小的危险物品或者食品、玩具带入寝室,对幼儿自己或者他人造成伤害。此外,幼儿午睡时,值班教师一定要加强巡视,细心观察孩子的一举一动,及时发现问题,杜绝意外事故的发生。

针对这些现象,请同学们思考讨论,每次午睡时,值班老师需要做的工作有哪些?你对幼儿一日生活的保育有哪些新的认识?

党的二十大报告中指出要"为党育人，为国育才"，作为新时代的"四有"好老师，要有理想信念、有道德情操、有扎实知识、有仁爱之心。谈谈在幼儿园的一日生活的保育工作中，我们该如何预防幼儿安全事故的发生，为实现"为党育人，为国育才"贡献自身力量。

二、午睡中的管理

教师要加强午睡过程中的巡视，随时关注幼儿午睡时的情绪和睡姿，及时应对幼儿的情绪变化与需求，如帮助幼儿盖好被褥，纠正不良睡姿，天气炎热时用毛巾为幼儿擦汗，照顾入睡困难、有特殊需要的幼儿（尿床儿、病儿）等。午睡过程中教师不要随意离开午睡室，离开时务必请搭班教师代为看护。

（1）提示并指导幼儿先将鞋袜整齐脱放在各自的床下，将外套按要求分别叠放整齐，并放在固定位置。

（2）提醒幼儿右侧卧躺下，及时帮助幼儿纠正不良睡姿，特别注意不能让幼儿蒙头睡。

（3）对一时不能入睡的幼儿，教师可用面部表情和手势提醒，或轻轻抚摸、劝慰引导其入睡。

（4）值班教师应动作轻盈、说话轻声，保持寝室安静，并加强午睡观察是否有异常情况发生，天冷时注意幼儿是否盖好被子，天热时注意为幼儿擦汗，对患病的幼儿，应及时做好午睡观察记录。

幼儿园午睡事故案例

三、午睡后的组织

起床时，教师要提醒幼儿注意穿衣顺序，对于穿衣困难的幼儿应及时给予帮助，教育幼儿穿好衣服后不乱跑，坐在小床边等待教师，保证幼儿在教师的视线范围内。

（1）教师可用播放轻音乐、故事等多种手段叫醒幼儿，可分批起床，对个别起床难的幼儿应到身边轻拍或轻声唤醒。

（2）有秩序地组织幼儿起床，教师应检查幼儿的衣服、鞋袜是否穿戴整齐，避免穿反鞋、穿错衣裤、不穿袜子的情况发生。

（3）起床后要做好午检，摸幼儿额头试温，观察幼儿的精神状态和身体情况，根据当日气温增减衣服，及时组织幼儿分批如厕。

（4）起床后指导幼儿喝水，补充水分。

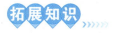

午睡环节的安全预防策略

任务六　教育活动

教育活动

请扫码观看视频，完成表 2-5-6 教育活动实习任务单（六）。

表 2-5-6　教育活动实习任务单（六）

做一做	同学们，请认真参加幼儿园保育实习工作，将幼儿园教育活动情况记录在表中。	
	项目	工作内容
	教育活动前	
	教育活动中	
	教育活动后	
问一问	同学们，请你将保育实习过程中，自己感兴趣的关于教育活动的问题和案例记录下来，以便在课堂讨论。	

备注：请同学们课前预习本任务点的内容，并完成以上表格内任务。

一、活动前：准备工作

（一）活动场地的准备

1. 室内教育活动

（1）教师要协同保育员擦好桌椅、黑板、地面等，并指导中大班值日生做些力所能及的工作。

（2）调节光线。若活动室内照明度不够，需开灯照明；光线太强时，应适当拉上窗帘。

（3）摆放桌椅。根据活动特点及教育要求摆放桌椅。要考虑到个别听力差、视力差和不爱讲话的幼儿的实际情况，最好把他们的座位摆放在距离教师较近也最易观察到的位置，这样便于教师有针对性地进行指导。

2. 户外教育活动

检查活动场地内是否有碎石子、玻璃、树枝等危险物品，确保活动场地的安全卫生。冬季尽量在阳光下背风处活动，夏季尽量在阴凉处活动。

（二）活动用具

1. 室内教育活动

（1）准备并摆放好所需的教具和材料，必要时可根据活动需要制作简单的教具。

（2）提前摆放幼儿的学具和学习材料，保证数量充足，并检查有无损坏。对于中大班幼儿，教师可指导值日生一起摆放。

2. 户外教育活动

准备好活动所需要的器械，并检查器械是否安全卫生。此外，还需检查幼儿的服装，如衣扣、鞋带、裤带是否系好，口袋内是否有危险物品（如金属小刀、针、玻璃等），发现问题要及时处理。

（三）排除与教育活动无关的事物干扰

幼儿的自我控制能力较弱，注意力容易分散，因此，应尽量排除外在事物的干扰，如听课教师应安排在幼儿背后等。

二、活动中：指导工作

（一）做好教育活动的组织工作

教育活动中，教师需要稳定幼儿的注意力维持教育活动的秩序，以保证教育活动的正常进行。

在教育活动进行时，保育员不要打扫卫生，不要随意走动，一般不要讲话，以免吸引幼儿的注意力，影响教育活动的进行。

教师要善于运用恰当的方式维持活动秩序。要注意指导方式，以免因对幼儿限制过多，而挫伤他们活动的积极性。教育活动时间不随意打断，不随意进出活动室，保持安静。及时处理活动中发生的特殊情况，以保证教育活动的顺利进行。

（二）顺利完成教育活动的任务

在教育过程中，应根据需要出示、操作、演示教育用品和用具，必要时还要承担一定的角色任务，这些都应在准备阶段提前准备，也可以与保育老师配合完成，有的还需要事先练习，以保证获得预期效果。

此外，应在教育练习时指导、督促、检查幼儿的学习情况，帮助幼儿解决操作中的困难和纠纷，以便使幼儿完成教育活动任务。还要加强活动中的卫生保健，例如及时纠正幼儿不正确的学习姿势，严防操作物品时发生意外事故等。

三、活动后：整理工作

收拾整理活动中使用的玩教具和材料，并检查是否有缺损。如有缺损要及时与保育老师协调联系，必要时应及时制作和准备，以备不时之需。

根据需要将桌椅归位，并摆放整齐，必要时要进行擦洗，也可指导中大班幼儿值日生一起做。

活动结束后，要组织幼儿及时盥洗、如厕、饮水。

四、教育活动中的保教结合及其实施方法

（一）教育活动中的保教结合

幼儿园教育活动在幼儿一日生活中起着重要作用。幼儿园一日生活皆课程，从时间和环节设置来看，幼儿园教育活动每日用时不超过 1 小时，每周 5 小时左右的集体教育活动还需综合考虑幼儿在健康、语言、科学、艺术、社会等方面的发展。

幼儿园教育活动是有组织的教育活动，活动在教师组织下进行，教师期望通过教育活动促进幼儿获得某种经验、知识或技能。教育活动的内容通常是系统的、有一定的体系的。例如，教师要组织科学领域教育活动，会考虑"本班幼儿处于什么年龄段、科学领域活动都有哪些内容、哪些内容是适合在这个年龄段开展的、本班幼儿关于这一内容的已有经验有哪些"等一系列问题，并在活动开展过程中按照教师的组织来进行。

（二）实施方法

1. 关注幼儿学习与发展的规律

关注幼儿学习与发展的规律，才能在幼儿园教育活动中建立对幼儿的合理期望，不错过促进幼儿发展的契机，不揠苗助长。幼儿园教育活动在实施过程中常按照五大领域来做基本划分。每个领域的教育知识是什么？幼儿学习这些领域教育知识的方法是怎样的？幼儿在学习过程中会有怎样的情感、体验和感受……在教育活动中关注幼儿的学习发展规律，方能更好地实施保教结合。

2. 关注幼儿的生活经验

幼儿园教育活动必须从儿童的视角出发，关注幼儿的生活经验，关注其关系与联系。杜威关于教育的本质有三个基本观点，即"教育即生长""教育即生活""教育即经验的不断改造与重组"，强调了教育要围绕幼儿的生活进行。幼儿在生活中积累了大量的自发经验，这些自发经验来源于家庭生活和幼儿园生活的各个方面，是零碎和杂乱的，幼儿园教育活动的组织，充分考虑幼儿自发的生活经验的关系和联系，有利于促进幼儿的发展。

3. 关注教师的教育观念

教师如何看待幼儿，就会给幼儿以怎样的教育。教师的儿童观、教育观无疑会给幼儿

园教育活动中保教结合的实施带来深远的影响。教师如何理解幼儿园教育、如何理解幼儿园保育、如何理解保育与教育的关系……对其在教育活动中实施保教结合的程度有重要影响。

五、注意的问题

不管是哪种形式的教育活动，我们都要注意在活动中，培养幼儿正确的坐立行、阅读和绘画的姿势及握笔姿势。讲究用眼卫生，预防幼儿近视，不提倡幼儿手背在后面听课。活动的环境也尤为重要，保证室内外环境要干净，有良好的通风透气设备，室内空气清新。同时光线要充足，桌椅排列有利于人际交流。体育活动或音乐活动前应用湿拖把拖地，以免尘土飞扬。若在室外，要避免选择尘土多、不平坦、不干净的地面进行奔跑的教育活动。

游戏教育活动中的保教结合及其实施方法

任务七　户外活动

户外活动

请扫码观看视频，完成表 2-5-7 户外活动实习任务单（七）。

表 2-5-7　户外活动实习任务单（七）

	同学们，请认真参加幼儿园保育实习工作，将幼儿园户外活动情况记录在表中。	
	项目	工作内容
做一做	户外活动前	
	户外活动中	
	户外活动后	
问一问	同学们，请你将保育实习过程中，自己感兴趣的关于户外活动的问题和案例记录下来，以便在课堂讨论。	

备注：请同学们课前预习本任务点的内容，并完成以上表格内任务。

幼儿园户外活动是促进学前儿童生长发育、增强体质、提高身心健康的重要手段，对幼儿生理和心理均会产生暂时或永久性的影响。国务院出台的《中国儿童发展纲要（2021—2030年）》中"儿童与健康"部分明确指出：要增强儿童体质，中小学生的国家学生体质健康标准达标优良率达到60%以上。由此足以看出幼儿户外活动的重要性。幼儿园户外活动的主要任务是：发展基本动作，提高对环境的适应能力，培养良好品质与性格，形成良好的体育锻炼兴趣和习惯。

一、活动前：准备工作

（1）主班教师根据活动内容，为幼儿准备数量、大小合适的体育器械，并保证户外活动场地和器械的安全卫生。

（2）组织幼儿进行户外活动前的准备工作，如饮水、如厕、增减衣物、整理装束等。（冬季为幼儿抹护手霜）

（3）教师在幼儿队前、队中、队后带领幼儿进入活动场地，提醒幼儿注意上下楼梯的安全。

（4）为幼儿做好场地、器械等准备工作。

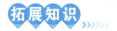

上下楼梯流程

二、活动中：组织工作

（1）教师根据幼儿年龄特点、体能等发展需要，组织进行体育活动，内容健康，动静结合，集体活动应在半小时左右，运动量适宜。

（2）注意提示幼儿正确使用器械，友好、合作、协商地使用器械。

（3）提示幼儿在分散活动中，不随意奔跑、打闹，明确户外活动规则，注意活动中的安全。

（4）户外活动中，提示幼儿活动的范围，视线范围内时刻注意观察幼儿，及时解决出现的问题。

（5）配班教师协助主班教师巡视幼儿的活动情况，发现问题及时干预。对动作发展迟缓的幼儿进行个别指导。

（6）教师注意在户外活动时幼儿个别需求照料（小便或异常情况），及时排除不安全因素，保障幼儿安全。

（7）教师也要及时关注因身体不适等特殊原因不能参加活动的幼儿。

拓展知识

三浴锻炼

三、活动后：整理放松

在户外活动的结束环节，一般安排一些柔和、放松的动作，对身体各部分肌肉、器官、各系统进行有效调节。可以采用"游戏化"和"趣味化"的方式，从动作、表情、情境入手，编排幼儿熟悉的、感兴趣的游戏，也可以做动作舒缓的舞蹈组合进行放松整理，使幼儿的心率、脉搏由运动状态逐渐恢复、过渡到基础状态，让幼儿在轻松自然、开心快乐的环境中体验户外活动带来的身心愉悦。

（1）结束户外活动后，教师组织幼儿集体进行简单的放松活动。

（2）组织幼儿一起收拾器械，放回原处并整理场地。

（3）整理结束后组织幼儿排着整齐的队伍回到教室后，依次进行脱外衣、盥洗、擦汗、饮水等生活活动。

拓展知识

户外运动的价值

课后提高

完成托幼机构一日生活保育思维导图

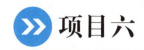 项目六

托幼机构传染病预防

▶ 学习目标

1. 知识目标
能叙述学前儿童生病的迹象,并能对一般症状进行辨别;能描述传染病的基本特征、发生和流行的三个环节及预防措施;了解学前儿童心理疾病基础知识,知道儿童孤独症、儿童多动症的相关知识。

2. 能力目标
能根据学前儿童生病的迹象,判断幼儿是否患病;能分析幼儿常见急性传染病的病因、传播途径等,能运用所学知识对幼儿常见急性传染病进行预防和护理;通过实操训练具备护理学前儿童常见疾病的基本能力。

3. 素质目标
以新冠病毒全球暴发事件为切入点,学习传染病流行的三个环节,掌握预防知识。增强对学前儿童常见疾病、传染病的实操处理技能,提高对幼儿生病表现的观察和了解、对幼儿常见传染病的预防能力,工作过程中形成合作意识和责任感,了解传染病预防和护理对人类文明发展的重要性,增加民族自豪感和爱国之情,坚定走社会主义道路的自信心。

任务一 认识疾病症状

完成表 2-6-1 疾病症状学习任务单。

表 2-6-1 疾病症状学习任务单

做一做	同学们，请认真参加幼儿园保育实习工作，将幼儿园孩子身体异常症状观察记录在表中。	
	项目	异常表现及处理
	精神及神情	
	肤色	
	体温	
	饮食	
	睡眠	
	大小便	
问一问	同学们，请你将保育实习过程中，自己感兴趣的关于幼儿身体异常症状的问题和案例记录下来，以便在课堂讨论。	

备注：请同学们课前预习本任务点的内容，并完成以上表格内任务。

学前儿童抵抗力弱、自理能力差、容易生病，而且病情变化快，由于年龄较小，在生病时，受语言发展的限制，很难用语言来表达自身的感受，说不清或说不全，只有依靠成人的细心观察，才能及时发现病情。如何才能知道学前儿童是否生病，这就需要我们家长、教师熟悉学前儿童生病时的一些基本表现。

一、学前儿童生病的迹象

学前儿童生了病，身体不舒服，虽然不能准确地表述身体的不适，但他们的神态、吃、玩、睡、大小便等都会出现反常现象，此外疾病还会引起一些特殊的现象，如皮肤上出红点、耳朵流脓、发烧等。因此，教师和家长要能察其颜观其色，一旦发现学前儿童有生病的迹象，要及时带到医院查明原因，对症治疗。

学前儿童生病的迹象可从以下方面观察和检查。

（一）精神及神情

正常学前儿童精气神十足、活泼好动、爱玩、对周围的环境感兴趣，一旦生病则有无精打采、不爱玩、烦躁不安、哭闹等情绪精神方面的异常；正常学前儿童眼神灵活，看上去有精神，一旦患有神经系统疾病，则眼神呆滞，常伴有尖声啼哭等现象。

（二）肤色

健康的学前儿童面色红润，皮肤有光泽、有弹性，生病的学前儿童会出现皮肤颜色异常，如苍白、发黄，呈紫蓝色，皮肤黄疸。

（三）体温

发烧是疾病最常见的症状，是机体的一种积极防御反应。体温升高可促使体内抗体生成、促进吞噬细胞的活动，有利于消灭细菌、病毒。但发高烧不仅会引起许多不舒服的感觉，而且还会使体内物质的消耗增加、心率加快、消化能力下降。尤其是学前儿童，由于神经系统发育不完善，高烧可引起抽风，应引起重视。正常学前儿童腋下体温为36 ℃~37.4 ℃，体温波动的幅度约为1 ℃。体温37.5 ℃~38 ℃为低烧，39 ℃以上为高烧。

（四）饮食

1. 食欲不振

一般学前儿童生病都会影响食欲，表现出"不想吃东西"，并伴随有一些症状。家长和教师都要留心。

2. 食欲亢进

如果学前儿童吃得过多，同时喝得多，尿得也多，即有"三多"症状，皮肤又容易生疮长疖，应查一查是否患有糖尿病。有些心理异常也可有贪食的表现。

3. 异食

有的学前儿童捡食食品以外的物品，如泥土、蜡烛、煤渣、纸张等，并吃得津津有味，这种表现常见于缺锌、铁或患寄生虫病的学前儿童。

（五）睡眠

正常学前儿童到了该睡觉的时候，上床后能很快入睡，而且睡得安稳香甜，呼吸均匀而无鼾声，头部和身上可有微汗。但是患病时，就会出现入睡困难、嗜睡、睡不踏实、鼾声不止、磨牙等异常情况。

（六）大小便

1. 大便异常

（1）大便表面有鲜血，血与便不相混，同时每当排便时就哭闹，可能是肛门皮肤有裂口。

（2）大便为脓血样，便次多，刚拉完又想拉，总有排不尽的感觉，并伴有发烧，这是细菌性痢疾的表现。

（3）大便呈"红果酱"（血与黏液）样，并伴有阵阵腹痛、频繁呕吐，可能是肠套叠（2岁以下学前儿童多见）。

（4）大便呈柏油样，可能有两种原因：一是流鼻血，将鼻血咽下，流鼻血止住后，大便逐渐恢复正常。二是消化道出血，应立即诊治。

（5）大便呈白陶土样、无黄色，同时尿色加深，常为黄疸型肝炎。

（6）大便呈蛋花汤样，便次增加，每天几次至十几次，有的甚至几十次，称为拉肚子。

2. 小便异常

正常的小便清晰透明、呈淡黄色，如果尿的颜色出现明显异常，则是疾病的信号。

除上述基本表现外，还有囟门异常、头痛、肚子痛、咳嗽、气喘等表现，也需注意观察。

二、学前儿童疾病一般症状的辨别

所谓症状就是指在患病时患者的异常感觉（如头痛、腹痛）以及体征（如黄疸、肝在、皮疹）。学前儿童患病时会出现若干症状，教师略知一些症状的辨别要点，有助于初步判断疾病的轻重缓急。

（一）哭喊

由于学前儿童缺乏语言能力，"哭"常常是他们表达要求和痛苦的一种方式。成人要注意观察，区分学前儿童哭喊的原因。

疾病所致的哭喊：凡能引起学前儿童不适或疼痛的疾病都会引起学前儿童哭闹不安，以腹痛最为常见。对疾病所致的哭闹可根据学前儿童哭喊的声调、强弱、持续时间，再结合其他症状进行辨别。

（二）食欲不振

学前儿童食欲不振有诸多原因，要学会辨别。引起食欲不振的常见原因有：

（1）精神因素。常因家长过多地干涉，引起情绪上的反感，发展为厌食。

（2）饮食习惯不良。吃零食过多，饮食不定时，不能形成促进食欲的动力定型。

（3）疾病所致。消化系统疾病均可使消化机能紊乱而导致厌食。

（三）腹痛

学前儿童腹痛是一种常见的现象。较大的学前儿童腹痛时可自诉，但诉说的部位和性质往往不准确。学前儿童如出现烦躁不安、剧烈或阵发性哭闹、下肢蜷曲、面色苍白、出冷汗等应考虑腹痛的可能。

学前儿童腹痛时，父母和老师还应注意观察：如果看上去面色正常，腹痛后活动如常，则表明病情较轻；如果腹痛后面色发青、紫或白，大多为急病，要及时上医院。如果腹痛伴有呕吐，也说明病情较重，应速去医院诊治。

（四）呕吐

食管、胃或肠呈逆蠕动，并伴有腹肌强力痉挛性收缩，迫使食管或胃内容物从口、鼻腔涌出，称为呕吐。

呕吐能迅速引起脱水，如果发现学前儿童出现脱水的现象，如口腔及嘴唇干燥，尿液的颜色变深或6小时无尿，以及精神不振、昏睡，应立即就医。

（五）便秘

大便干硬、量少，排便困难，称为便秘。学前儿童发生便秘的主要原因有：

（1）摄入的食物及水分不足。学前儿童应每日补充充足的水分，起到润滑肠道、促进消化、利于排便的作用。

（2）饮食成分不恰当。缺少膳食纤维等利于肠道健康的食物，应注意适量摄取，多吃新鲜蔬菜、水果等。

（3）排便习惯不良。应按照年龄逐步训练学前儿童定时排便的习惯，防止便秘的发生，也有利于家长、保教人员的管理。

（六）咳嗽

辨别学前儿童的咳嗽类型，可以从咳嗽时间的长短，有无痰，痰的颜色、稀稠，还有舌苔的颜色，有没有咽喉肿痛及流鼻涕等来判断。排除器官性疾病引起，普通症状分为风寒咳嗽和风热咳嗽。

（1）风寒咳嗽。有鼻涕，舌苔白，痰白且稀，属风寒咳嗽，应选择温热祛寒的食物和药物。

（2）风热咳嗽。咽痛，舌苔黄或红，痰黄稠，属风热咳嗽，应选择消内热、去火的食物和药物。

以上两种类型的咳嗽，学前儿童用药均需在医生指导下使用，治疗期间多喝水，平时加强锻炼。

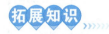

提高儿童免疫力，让孩子少生病

任务二　了解传染病

传染病概述

请扫码观看视频,完成表2-6-2传染病学习任务单。

表 2-6-2　传染病学习任务单

做一做	同学们,请认真参加幼儿园保育实习工作,将幼儿园传染病预防及处理情况观察记录在表中。	
	传染病名称	
	如何控制传染源	
	如何切断传播途径	
	如何保护易感者	
问一问	同学们,请你将保育实习过程中,自己感兴趣的关于传染病防护的问题和案例记录下来,以便在课堂讨论。	

备注:请同学们课前预习本任务点的内容,并完成以上表格内任务。

机体免疫力尚处于不成熟阶段的学前儿童，对疾病的抵抗力弱，更容易罹患传染病，特别是在托幼机构中，学前儿童的接触非常密切，一旦发生传染病，极易造成流行。因此，积极预防和及早发现、处理传染病，是托幼机构保健工作的一项重要内容。

一、传染病的基本知识

（一）什么是传染病

由病原微生物引起的能在人与人、动物与动物或人与动物之间相互传播的疾病，称为传染病。

（二）传染病的基本特征

1. 由特定病原体引起

传染病是由病原体引起的一类疾病。病原体主要为细菌、病毒等病原微生物。每种传染病都有其特异的病原体，如麻疹的病原体是麻疹病毒，结核病的病原体是结核杆菌。由寄生虫引起的疾病又称为寄生虫病。

2. 具有较强的传染性

病原体可通过一定途径，由患者、患病动物或病原携带者传染给健康人而致病，所以传染病都具有传染性，这是传染病与其他感染性疾病的主要区别。

3. 感染后可获得一定程度的免疫力

感染病原体后，机体能产生针对病原体及其产物（如毒素）的特异性免疫。不同的传染病病后免疫时长不同，如麻疹、水痘等一次得病后几乎不再感染，可获得持久免疫，而流行性感冒痊愈后，一段时间后还可再度感染。

（三）传染病发生和流行的三个环节

传染病的病原体在一定的条件下，在人群中的广泛传播即为传染病的流行。传染病若要传播和流行，必须具备三个环节，缺少其中任何一个环节，就不能形成流行。而当传染病流行时，只要切断其中任何一个环节，流行即可终止。

1. 传染源

传染源是指体内有病原体生长、繁殖并能排出病原体的人或动物，包括传染病患者、病原携带者和受感染的动物。值得注意的是，病原体携带者在人群中数量较多，因无症状而不被注意且可自由行动，故其作为传染源的作用不容忽视。

2. 传播途径

病原体由传染源传给易感者，在外界环境所经历的全部过程，称为传播途径。

（1）空气飞沫传播。这是呼吸道传染病的主要传播途径。病原体由传染源通过咳嗽、喷嚏、说话排出的飞沫，散播到周围空气中，使易感者受感染，例如，流行性感冒、流行性腮腺炎、肺结核、麻疹、猩红热、百日咳等传染病都经空气飞沫传播。

（2）饮食传播。病原体污染了食物或饮用水，经口进入易感者体内，形成新的传染，即人们常说的"病从口入"，例如，甲型肝炎、细菌性痢疾、伤寒等消化道传染病多经饮食传播。

（3）虫媒传播。病原体通过媒介昆虫（如蚊、白蛉、蚤、虱等）直接或间接地传入易感者体内，造成感染。虫媒传播的传染病发病率升高季节与该媒介昆虫增多季节有关，比如蚊子传播流行性乙型脑炎、疟疾等疾病。

（4）日常生活接触传播。病原体随同病人或携带者的排泄物或分泌物排出以后，可污染周围的日常用品，如衣被、毛巾玩具、食具等。在这些物品上的病原体再通过人的手或其他方式传播到易感者的口鼻或皮肤上，而使之感染。手在接触传播中具有十分重要的意义，生活中极易因手不及时清洗而传染疾病，例如，肠道传染病经手传播尤为常见。因此，养成及时洗手，尤其是餐前便后洗手的良好习惯非常必要。

（5）医源性传播。医源性传播是由医务人员在检查、治疗和预防疾病时或在实验室操作过程中因不规范操作造成的病原体传播。如药物或疫苗注射时不换针头，注射器消毒不严格，可造成某些疾病的传播。

（6）母婴传播。母婴传播包括胎盘传播、分娩损伤传播、哺乳传播和产后母婴密切接触传播。

3. 易感者（人群）

易感者（人群）指对某种传染病缺乏特异性免疫力、容易受感染的人。他们往往不能抵御某种病原体的入侵而病。如未出过麻疹的学前儿童就是麻疹的易感人群。人群中对某种传染病的易感者越多，则发生该传染病流行的可能性越大。通过有计划的预防接种，可降低人群中感染传染病的易感率。

（四）传染病的预防

学前儿童对疾病的抵抗力较弱，在托幼机构中，传染病容易传播和蔓延。为了保护学前儿童的身体健康，就必须坚持"预防为主"的方针，密切注意消灭和控制传染病的流行。预防传染病的关键在于针对传染病发生和流行的三个基本环节采取综合性措施。预防措施包括以下三个方面：

1. 控制传染源

控制传染源是减少传染病传播的一项重要措施。对传染源应做到早发现、早报告、早隔离、早治疗。

（1）早发现病人及病原携带者。多数传染病在疾病早期传染性最强，早发现病人可有效控制传染病的传播。托幼机构应完善并坚持执行健康检查制度，如新生入园前体检、工作人员进园前体检，体检合格者才可接收。凡传染病患者、病原携带者及接触者暂不接收入园；传染病流行期间不接收新生、新工作人员；学前儿童及全体工作人员都需定期体检；认真做好每日晨检和全日健康观察工作，特别是在传染病流行期间，检查更应全面细致。

若发现传染病人或疑似传染病人，应及时报告卫生防疫部门，以预防并控制传染病的流行。《中华人民共和国传染病防治法》第三章第二十一条规定："任何人发现传染病人或疑似传染病人时，都应及时向附近的医疗保健机构或者卫生防疫机构报告。"

（2）早隔离早治疗病人。病人是主要的传染源。各园所应根据自己的条件建立隔离室，一旦发现传染病患儿或疑似患儿，应立即隔离并进行个别照顾。患儿所涉及的活动场所和使用过的物品要进行必要的消毒；隔离室工作人员不要与健康学前儿童接触，不进厨房；隔离室内的用具应专用，用后消毒；照顾健康学前儿童的教师和保育员不得进入隔离室；

不要把不同传染病的学前儿童放在一间隔离室内,以免相互传染。

对传染病患儿或疑似患儿应立即送医院,及早诊断,确定病情并积极治疗,使患儿早日康复。

(3)对接触者进行检疫。对曾与传染病患儿接触过的学前儿童,要实行检疫,进行观察。在托幼机构,传染病的接触者一般指与传染病患儿同班的学前儿童或一同居住的人。检疫的目的是尽可能缩小传染的范围,并尽早发现病人。检疫期限根据该传染病的最长潜伏期而定。在检疫期间,接受检疫的学前儿童与健康学前儿童隔离,健康学前儿童每日活动照常进行,但不收新生入班,该班单独活动。对接触者进行必要的医学观察,详细了解其在家中的饮食、睡眠、大小便状况等。通过晨间和午间检查注意疾病的早期症状,根据该传染病的种类和特征,密切观察学前儿童是否出现异常情况,如有可疑发病征象,立即隔离观察。检疫期限已满,未发现新的患病者,可解除检疫。

2. 切断传播途径

传染病是经一定途径传播的,如果我们能采取一定的措施,切断其传播途径,就可预防传染病的传播。

(1)日常性预防措施。重视环境卫生:许多呼吸道传染病的病原体在流通的空气中会很快死亡,如麻疹、水痘病毒等。因此,室内要经常定时通风,保持空气新鲜;房间应进行湿式打扫,避免尘土飞扬。随地吐痰可造成肺结核病的传播,要制止这种不文明行为。总之,要做到环境清洁、空气清新。

讲究饮食卫生:托幼机构应管理好学前儿童的饮食,让学前儿童用自己的水杯饮水,采取分餐制,注意炊事用具及餐具的消毒。

教育学前儿童养成良好的个人卫生习惯:饭前便后洗手,不吃不干净的食物;用自己的毛巾,不用手揉眼睛;要勤洗澡、换衣,保持皮肤清洁等。

做好日常消毒工作(这是切断传播途径的重要措施)。消毒的方法有煮沸法、日晒法、药品消毒法等。

(2)传染病发生后采取的措施。在传染病流行期间可封锁疫区。对患儿所在班的环境应彻底消毒。呼吸道传染病,以彻底通风换气为主。肠道传染病,对病人的用品和接触过的物品均应消毒,厕所尤其应该彻底消毒。

3. 保护易感者

学前儿童免疫功能不够完善,属于易感人群,因此,要采取必要的保护措施,来提高他们对传染病的抵抗力。

(1)增强学前儿童体质,提高非特异性免疫能力。组织学前儿童进行适当的体育锻炼和户外活动;为学前儿童提供合理营养;培养学前儿童良好的卫生习惯;为学前儿童创设良好的生活环境。

(2)预防接种,提高抗感染的能力。进行有计划、有系统的预防接种是保护易感者的主要措施。预防接种又称人工免疫,是将疫苗通过适当的途径接种到人体内,使人体产生对该传染病的抵抗力,从而达到预防传染病的目的。例如接种麻疹疫苗,可以预防麻疹;口服小儿麻痹糖丸可以预防脊髓灰质炎。

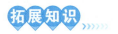

2019年年底，新型冠状病毒疫情开始蔓延，很快席卷全球，感染此病毒的病患会有干咳、乏力、发热、流鼻涕、呼吸困难等症状出现，严重的甚至会危及生命，人们几年来谈"新冠"色变，我国政府动用了大量的人力、物力、财力控制新冠病毒疫情的暴发，人们各种措施并用：戴口罩、减少外出、核酸检测、隔离、管控、封控、静默……

党的二十大报告中提出要把保障人民健康放在优先发展的战略位置，加强重大疫情防控救治体系，学前儿童抵抗力较差，属于易感人群之一，请以新冠病毒疫情全球暴发事件为切入点，谈一谈传染病流行的三个环节以及传染病的预防知识，以实际行动践行健康生活方式。

学前儿童常见的病毒性传染病

学前儿童常见的细菌性传染病

任务三　常见心理疾病

请扫码观看视频，完成表 2-6-3 常见心理疾病学习任务单。

学前儿童常见的心理问题（1）

学前儿童常见的心理问题（2）

表 2-6-3　常见心理疾病学习任务单

做一做	同学们，请认真参加幼儿园保育实习工作，将幼儿心理疾病情况观察记录在表中。	
	心理疾病名称	
	症状表现	
	教师如何护理	
问一问	同学们，请你将保育实习过程中，自己感兴趣的关于幼儿心理疾病的问题和案例记录下来，以便在课堂讨论。	

备注：请同学们课前预习本任务点的内容，并完成以上表格内任务。

随着现代医学模式的改变,健康的含义也发生了相应的改变。联合国世界卫生组织(WHO)给健康下了这样的定义:健康是指身体、心理和社会适应的健全状态,而不仅仅是没有疾病或虚弱现象。学前儿童在心理发展的过程中,由于受各种不良因素的影响,在心理发育方面,不少人偏离了该年龄阶段的正常心理发育特征,与同年龄的正常儿童相比,在性格、情绪、行为、注意力等方面有一项或几项异常。这些心理异常阻碍了学前儿童正常的心理发育。

一、心理健康

国内外学者们对心理健康的含义做过各种表述,由于各人所处的社会文化背景不同,研究问题的立场、观点和方法不一致,至今尚未有统一的意见。有人认为,心理健康是指个体与环境之间的互动关系能否取得协调一致的适应状态;也有人认为,心理健康就是充分发展人的智能、情感、意志和人格,并使它们相互协调;还有人认为,心理健康的人必须具备完整的人格、充沛的活力、进取的精神、愉快的情绪、适当的行为、虚心的态度以及对现实环境的良好适应。目前大家比较认同的一种解释是:心理健康是指个体不仅没有心理疾病或变态,而且在身体上、心理上以及社会行为上均能保持最高最佳的状态。

心理健康是指没有临床症状,身心都符合正常发展标准,具有良好适应性并能为社会所接受的一种积极稳定的心理状态。它有两种含义:一种是指没有心理障碍或心理疾病;另一种是指心理状态稳定,具有抵御挫折、迎接挑战、适应环境的良好人格素质,使人的潜能和创造力得到充分发展,能够更好地实现人的价值。

二、心理疾病

心理疾病就是指一个人在情绪、观念、行为、兴趣、个性等方面出现一系列的失调,亦称心理障碍和心理问题。

心理疾病不完全等同于"精神病",首先,心理疾病患者可以清楚地感觉到自己某方面的不正常,并没有丧失判断能力,行为大多能够自我控制;其次,病人自我感觉十分痛苦,但往往又不被他人理解;有强烈的求治欲望,大多数病人就诊各个医院;病情具有反复性、多变性和不稳定性。心理疾病单纯用药物治疗疗效并不理想,多数病人易受心理暗示的影响,起病有一定的诱发因素,常在某一种和/或多种精神因素打击或心理压力下患病。

三、常见心理问题

(一)情绪障碍

情绪障碍是发生在学前儿童时期以焦虑、恐怖、抑郁等为主要临床表现的一组疾病。家庭中不注意情感的自由交流与表达,对学前儿童情绪情感的过分压抑,有失偏颇的教育方式和教养态度,不负责任的父母离异,托幼机构中人际关系的简单化,教师情绪表现的随意化等现象,容易导致学前儿童情感发展的偏常与落后,引起情绪障碍的产生。常见的情绪障碍有焦虑、恐惧、暴怒发作、屏气发作等。发生情绪障碍后,我们应及时消除周围环境中造成学前儿童出现情绪障碍的各种不良因素。

成人要正确对待学前儿童,多给予学前儿童关心和爱抚;注意循循善诱;讲究教育方法,合理安排教育活动,保证学前儿童有足够的睡眠时间和充分的娱乐时间;要帮助学前儿童树立克服困难的信心,培养坚强的意志和开朗的性格;避免采用恐吓、打骂、过分退让等不良方法,可采用转移或者适当的冷处理方法。对于情绪障碍严重的患儿,要进行心理治疗。

(二)学前儿童孤独症

学前儿童孤独症又称学前儿童自闭症,表现为人际交往障碍、言语发育障碍、兴趣奇特及情绪和行为方面异常。

1. 具体表现

(1) 社会交往障碍。孤独症患儿表现出避免与他人的对视,缺乏面部表情;对人态度冷淡,对别人的呼唤不理不睬;害怕时,也不会主动寻求保护。

(2) 语言发育障碍。孤独症患儿经常默默不语或者开始讲话比别人晚,而且所讲内容如鹦鹉学舌,不能主动与人交谈。不会使用手势、点头、摇头、面部表情等肢体语言来表达自己的需要和喜怒哀乐。

(3) 行为异常。孤独症患儿常以奇异、刻板的方式对待某些事物。如着迷于旋转锅盖,单调地摆放积木,有的甚至出现自伤自残,如反复挖鼻孔、抠嘴、咬唇、吸吮等动作。

(4) 兴趣范围十分狭窄,有独特的兴趣对象。患儿对一般学前儿童所喜欢的玩具游戏、衣物不感兴趣,往往对一般学前儿童不喜欢的玩具或物品非常感兴趣。

(5) 还可能伴有感知障碍、癫痫发作等表现。

2. 治疗措施

(1) 自闭症学前儿童的康复训练,重点应该放在提高患儿基本的生存能力,加强患儿的生活自立训练、语言训练、购物训练等方面。

(2) 为患儿创造正常的生活环境,最好让患儿上普通托幼机构,这样有利于学前儿童交往能力、言语能力的发展。教师和家长密切配合,共同制订康复计划。

(3) 要对患儿的康复充满信心,国内外孤独症康复训练的结果表明,绝大多数孤独症患儿,随着年龄的增长和训练的加强,症状都会有不同程度的改善。

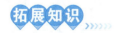

儿童自闭症测试量表

(三)学前儿童多动症

学前儿童多动症又名轻微脑功能失调(MBD)或注意缺陷障碍(ADD),是一种以注意障碍为最突出表现、以多动为主要特征的学前儿童行为问题。

1. 主要症状

(1) 注意力不集中。多年来对多动症学前儿童的研究发现,注意力集中困难是该类患儿突出的、持久的临床特征。患儿不能专注于一件事,容易从一个活动转向另一个活动,拿了这个玩具没玩一分钟就丢下玩别的了,上课时注意力持续的时间短,几分钟后就做与课堂内容无关的动作。这种患儿的分心不是发生在任何场合,有时也能较好地从事一种活动。

(2)活动过多。活动过多是多动症的主要特征。学龄前期表现为多动、好哭闹、不安静、难以满足要求,随着年龄的增加,活动量增多,上课不注意听讲,干事情不能专心,做事有始无终。这种学前儿童的多动与一般学前儿童的好动不同,因为他们的活动是杂乱的、缺乏组织性和目的性的。

(3)冲动性。多动症学前儿童的行为多先于思维,即他们不经过考虑就行动。多动症的行为不分场合,不顾后果,无法自制:在家里乱翻东西,任意拆散、丢失书本等物品;在活动室内突然喊吵,离座奔跑,抢别人的东西或者攻击别人等;集体游戏时,他们难以等待。

2. 治疗措施

(1)心理治疗。消除各种紧张因素,严格作息制度,增加文体活动等,对治疗多动症有积极的作用。

(2)行为疗法或行为指导。治疗的重点在于培养和发展患儿自制力、注意力。行为疗法主要是对患儿进行特殊训练,例如视觉注意力训练、听觉注意力训练、动作注意力训练等活动,这种特殊的训练可以提高患儿集中注意的时间。

(3)饮食疗法。近年来有人研究发现,限制西红柿、苹果、橘子、人工调味品等含甲醛、水杨酸类食品的摄入,对学前儿童多动症有明显疗效,可考虑试行。

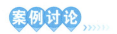

一天,咨询室来了一对母子。孩子6岁多,上幼儿园大班,9月份将入小学。据这位母亲介绍,孩子在班里属于"屁股上长刺儿"的人,根本坐不住。老师开始上课没有几分钟,孩子就开始做小动作、东张西望、挑逗同学,有时候忽然离开座位走到教室另一头。老师布置了家庭作业,孩子在家也是边做边玩,外边有一点小动静就要出去看,动个不停。即使看动画片也没有耐心看完,拿着鼠标用力往桌子上摔,他妈妈的厉声斥责对他也不起作用……

党的二十大报告中提出要建成"健康中国",儿童健康包括身心两方面,请结合所学分析以上案例,初步鉴定案例中的孩子出现了什么问题,并尝试提出治疗策略,为推动"健康中国"贡献力量。

任务四　常用护理技术

请扫码观看视频，完成表 2-6-4 常用护理技术学习任务单。

学前儿童常用护理技术

表 2-6-4　常用护理技术学习任务单

	同学们，请认真参加幼儿园保育实习工作，将幼儿园常见护理项目和方法观察记录在表中。	
做一做	项目	护理方法
	测体温	
	降温	
	便秘	
	扭伤	
	鼻出血	
问一问	同学们，请你将保育实习过程中，自己感兴趣的关于幼儿疾病护理的问题和案例记录下来，以便在课堂讨论。	

备注：请同学们课前预习本任务点的内容，并完成以上表格内任务。护理项目根据实习具体情况添加。

一、体温的测量

(一) 基本知识

体温是由糖、脂肪、蛋白质氧化分解而产生的。

三大营养物质在体内氧化时所释放的能量,总量的50%以上迅速转化为热能以维持体温。一般所说的体温是指体核温度,即人体内部胸腔、腹腔和中枢神经系统的温度,体核温度相对稳定,且较皮肤温度高,皮肤温度也称体表温度,常受环境温度和衣着厚薄的影响,且低于体核温度。

由于人体深部的温度不易测定,临床上常用测量口腔、直肠、腋下等处的温度来代表体温,在三种测量方法中,直肠温度最接近于人体深部的温度,而口腔、腋下测量体温更为方便实用。

体温常用摄氏度(℃)来表示,由于基础代谢水平不同,学前儿童的体温略高于成年人。腋温的正常范围为35.9 ℃~37.2 ℃,口温的正常范围为36.2 ℃~37.3 ℃,肛温的正常范围为36.5 ℃~37.5 ℃。由于学前儿童年龄较小,综合考虑安全和卫生等因素,我们一般测量腋温。

儿童的正常腋下体温在35.9 ℃~37.2 ℃,所以35.9 ℃~37.2 ℃属于正常体温。腋下体温37.3 ℃~38 ℃属于低热,腋下体温38 ℃ ~39 ℃为中度发热,腋下体温39 ℃ ~41 ℃为高热,腋下体温超过了41 ℃就叫超高热。

(二) 具体方法

测量前需检查体温计,并将体温计的水银甩至35℃以下。测量体温可取卧位或坐位,先擦去腋窝的汗液,然后把体温计的水银球一端放在学前儿童腋窝中央,让其用上臂夹紧,前臂屈曲静候5分钟。

哭闹或刚刚吃奶进食完毕,所测量的体温偏高,可待安静10~15分钟之后再进行测量。测温后取出体温计轻轻转动,找到水银柱位置,根据刻度准确读数。

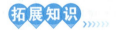

幼儿发热的护理及注意事项

二、脉搏的测量

(一) 基本知识

脉搏是心脏收缩、血液流经动脉时产生的波动。

正常情况下脉搏次数与心率一致,日常生活中往往通过测量脉率次数来了解心率,一般学前儿童的脉率较快,随年龄增长而逐渐减慢。一般成人的脉率每分钟在60~100次,学前儿童的脉率要比成人快,年龄越小越明显,1~3岁的学前儿童每分钟为80~120次,3~6岁的学前儿童为每分钟75~115次,6~12岁的学前儿童为每分钟70~110次。

(二)脉搏测量的具体方法

给学前儿童测量脉搏取卧位或坐位,检查者将右手食指、中指、无名指置于被测者腕部桡动脉处,连续测量1分钟。

因脉搏易受体力活动及情绪变化的影响,若测量前学前儿童有剧烈活动、紧张、恐惧、哭闹等情况,待安静休息30分钟后再测。

三、呼吸的测量

机体不断从外环境中摄取新陈代谢所需要的氧气,并排出自身产生的二氧化碳,这种机体与外环境之间进行气体交换的过程称为呼吸。

2岁前,学前儿童呈腹式呼吸,2~7岁逐渐出现胸式呼吸,表现为胸腹式混合呼吸,以腹式呼吸为主,因此观察学前儿童呼吸频率,不能像观察成人一样观察胸廓运动,而应注意观察腹部的起伏,一起一伏为一次呼吸。

正常成人的呼吸频率为16~20次每分钟,学前儿童肺容量小,潮气量的绝对值比成人小,但学前儿童代谢旺盛,需氧量大,靠增加呼吸频率来满足机体需要,年龄越小,呼吸频率越快,呼吸频率平均值:1岁以内为每分钟30~40次,1~3岁为每分钟25~30次,4~7岁为每分钟20~25次。

四、冷敷法

冷敷具有减少炎症渗出、收缩血管、止血止痛的作用,通常是用冰袋或者是毛巾蘸冷水外敷在患处,如果是用冰袋最好是在患处敷上一层毛巾,治疗时间一般控制在20分钟左右,不宜时间过长,时间过长容易出现局部缺血的情况。

五、热敷法

热敷具有促进血液循环、活血化瘀、止痛消肿等作用,通常是用热水袋或者是用热毛巾对患处进行热敷,治疗中应注意避免出现烫伤的情况。

冷敷和热敷都是临床上比较常用的物理治疗方法。

六、止鼻血

安慰学前儿童不要紧张,安静坐着,张口呼吸,头略低。捏住鼻翼10分钟,同时用湿毛巾冷敷鼻部或前额;出血较多时,可用脱脂棉卷塞入鼻腔,填塞紧才能止血。若有麻黄素滴鼻液,可把药洒在上面,止血效果更好。止血后,3小时内不要做剧烈运动。

若无法止血或经常出鼻血，应到医院诊治。鼻后部出血难用一般的止血方法止住，若大量失血，十分危险。

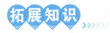

简易通便法

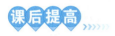

完成托幼机构传染病预防思维导图

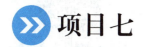

托幼机构安全急救

▶ 学习目标

1. 知识目标

能叙述学前儿童发生意外事故的原因;能描述托幼机构预防意外事故的各项安全措施和安全教育的基本内容。

2. 能力目标

掌握急救遵循的原则和技术,具备常见意外处理能力。

3. 素质目标

以幼儿园意外事故案例为切入点,分析幼儿园安全教育的重要性和必要性。提高对幼儿园常见意外事故的预防意识,增加面对意外事故的实操处理技能,工作过程中形成忧患意识和责任感。安全无小事,托幼机构和家长要重视对幼儿进行安全教育,提高其安全意识,幼儿活动中更要关注幼儿行为,避免发生危险。

任务一　安全教育

请扫码观看视频，完成表 2-7-1 安全教育学习任务单。

安全措施和安全教育

表 2-7-1　安全教育学习任务单

想一想	同学们，在你成长过程中，发生在你周围的印象最深刻的安全事故是什么？对发生原因进行分析，给出预防和处理建议。
问一问	同学们，请你将自己感兴趣的关于幼儿安全事故问题或案例记录下来，以便在课堂上讨论。

备注：请同学们课前预习本任务点的内容，并完成以上表格内任务。

根据 WHO 报告，意外伤害已成为大多数国家 0~14 岁儿童及青少年的第一位死因，并且学前儿童期伤害已被国际学术界确认为 21 世纪学前儿童期重要健康问题和学前儿童保健领域里的一个前沿课题。学前儿童意外伤害已成为威胁学前儿童健康及生命的主要问题，已经引起了全社会的广泛关注。学前儿童又是最活跃、最没有安全意识的个体，学前儿童集体生活中安全隐患时时存在。

一、学前儿童发生意外事故的原因

学前儿童发生意外事故的原因很多，其中有学前儿童自身发展因素，也有托幼机构、环境等多种因素的影响。一般来讲，有以下五种原因。

（一）学前儿童运动机能不完善

学前儿童运动系统发育不完善，动作能力比较差，低龄儿童走、跑、跳都不够熟练，动作的协调性、平衡性较差，动作反应较迟缓。

（二）学前儿童缺乏生活经验，安全观念淡薄

学前儿童认知水平低，生活经验少，安全意识差，对生活环境缺乏认识，同时又活泼好动，好奇心极强，什么都想摸一摸、看一看，常常不自觉地接触危险事物，做危险的动作，因此，经常由茫然无知的行为引来意外伤害事故，例如学前儿童突然从跷跷板上跳下；挥舞木棍玩耍时，丝毫考虑不到会对别人有什么危害；想看看窗台上的东西或窗外的情景，于是就站在小椅子上不慎摔倒等。像这样由于缺乏对危险事物的认识、好奇、好动而发生的意外伤害事故，在托幼机构中比比皆是。

（三）保教人员安全意识不强

保教人员缺乏安全意识或缺乏对危险事物的警觉性和应变能力等，都是安全隐患。有研究表明：在一天之中 10:00—14:30 是托幼机构意外伤害事件发生的高峰期，原因是教师在此阶段组织学前儿童活动后思想由紧张状态转入放松状态，对学前儿童的安全监护有所松懈，而这时学前儿童正从兴奋期转入疲劳期，体力和自控能力明显下降。

（四）安全规章制度不健全、不落实

一方面，目前托幼机构大多制定了门卫制度、饮食卫生制度等安全规章制度，但尚不完善。另一方面，安全规章制度的执行缺乏力度。例如，托幼机构普遍都有严格的门卫制度，但是在执行时往往比较随意，存在着很大的潜在风险。

（五）托幼机构的客观环境因素

客观环境中的一些因素常会导致在园学前儿童意外事故的发生，如室内用房过分拥挤、活动场地狭小，地面不平整，家具、玩具的边角锐利，玩具颗粒过小，游戏设备器具陈旧、老化，操作工具不适合学前儿童等。

二、托幼机构的安全措施

（一）组织好学前儿童的活动

合理配备保教人员，避免因学前儿童过多、保教人员照看不过来而发生意外伤害。保教人员要认真组织好学前儿童的各项活动，全面细致地照顾学前儿童，不得擅离职守。组

织活动前要进行安全检查，发现器具损坏要及时维修；外出散步、参观时，要观察周围环境；组织室内活动时，要注意家具的放置，事先排除不安全因素。组织活动时，做到不让全班学前儿童离开自己的视线，不让个别学前儿童离开集体，不要把学前儿童单独留在室内；组织外出活动或交接班，都要清点人数，防止丢失。活动后返班或上课、上床前都要检查学前儿童身上有没有影响安全的物品，如小刀片、别针、小扣子、小珠子、玻璃片、小虫子等。

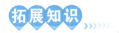

建筑设备的安全

（二）要妥善保管有毒物品

杀虫剂、消毒剂等有毒物品除贴上标签外，更需妥善保管，平时应上锁保存，使用时要有记录，用完的瓶罐统一收回处理。盛过有毒物品的容器要妥善处理，绝不能让学前儿童拿着玩。使用灭鼠药后，要有专人如数收回烧毁。在组织学前儿童劳动时，不得让学前儿童使用或帮教师拿杀虫剂、消毒剂。不要带学前儿童到刚洒过农药的果园田地里玩耍。用来苏水消毒厕所、地面时，所用浓度要适宜，如果浓度过高，一旦接触学前儿童皮肤会造成烧伤。

（三）建立安全检查制度

要设专人负责对全园的环境、房舍设备、场地、大型玩具，以及防火、防电设备、交通安全等进行定期检查。班上的教师随时发现不安全因素，随时报告或采取措施予以解决。

加强对门卫的严格管理，建立健全严格的家长接送制度，要求学前儿童的接送者必须是学前儿童的父母、祖父母或固定的接送人，并建立接送卡片。外出活动、交接班都要清点人数，防止学前儿童独自离开集体。

三、学前儿童的安全教育

学前儿童不可能生活在没有任何危险的环境中，但由于他们缺乏知识和生活经验，对什么是危险认识不足，面临危险不知所措。为了避免意外事故的发生，要利用一切机会，经常对学前儿童进行安全教育。经常进行安全教育，并非让学前儿童整天提心吊胆，而是使他们逐渐积累生活经验，懂得危险，注意安全，学会保护自己，避免受伤害。

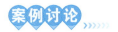

小天和小飞是幼儿园同班同学，在一次早操锻炼活动中，小飞不小心把飞盘扔到小天身上，两人因争吵发展为扭打，没有老师前来拉开他们，小飞再次把飞盘扔向小天，飞盘砸伤小天的眼睛，经医院诊断，小天视力下降，需上万元的治疗费，小天的家长要求小飞

的家长和幼儿园共同赔偿……

党的二十大报告中提出，强化学前教育发展，完善学校管理。安全无小事，幼儿园老师和家长要重视对幼儿进行安全教育，提高其安全意识。幼儿活动中，教师一定时刻关注幼儿行为，避免发生危险。请以上述案例为切入点，分析幼儿园安全教育的重要性和必要性。

（一）教育学前儿童遵守各种安全制度

托幼机构应制定各种规则并教育学前儿童严格遵守，如不能随便离开自己所在的班，有事必须先告诉老师，得到允许后才能离开；遵守秩序，出入各室及上下楼时不打闹、不拥挤；运动、游戏时要遵守规则，不做有危险的活动或游戏等。

学前儿童常常因为不懂得或不遵守交通规则而发生车祸。因此，要教育学前儿童严格遵守交通秩序，如走人行道过马路，不在马路上玩耍、打闹。

（二）教育学前儿童懂得水、电、火的危险

俗话说"水火无情"。据统计，1~4岁学前儿童发生溺水，以误入水中淹溺为主，其次为游泳溺水。学前儿童平衡及自救能力差，误入水中无挣扎及自救能力，很易溺水。教育学前儿童在游泳及距水边较近的地方玩耍时要注意安全，如不到水流湍急处游泳，也不在饥饿、疲劳时游泳，游泳前做好充分的准备活动等。

教育学前儿童不玩火，不触摸电线、开关、插头，不摆弄电器，不要爬电线杆，不要捡掉在地上的电线玩，也不要在距离电线10米以内的地方，以防触电；室外遇到雷雨时，不要站在大树下、屋檐下，不要在山坡上或空旷的高地上行走、奔跑。

（三）教育学前儿童不做危险的事

不互射弹弓、爬墙、上树、戏弄牲畜，不在菜窖顶上走来走去，不在池塘边上蹦蹦跳跳，不采食花草种子，以免误食有毒植物，不捡拾小物件，更不能把小物件放入口、鼻、耳中，不随便拿药吃。

（四）教给学前儿童自救的知识

学前儿童遇到危险如果懂得一些自救知识，可以降低危险程度，不至于失去生命。烫伤冲冷水；煤气泄漏，立即用湿毛巾掩住口鼻，关闭煤气开关，打开门窗（此时绝对不可以打开电源开关，以防爆炸）；发生火灾打119；一人在家，不要给陌生人开门等。对学前儿童进行安全教育是一项长期的教育工作，要持之以恒。

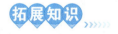

幼儿园安全教育儿歌

任务二　重要急救术

请扫码观看视频,完成表 2-7-2 重要急救术学习任务单。

儿童心肺复苏　　　　　　心肺复苏术实操

表 2-7-2　重要急救术学习任务单

想一想	同学们,你对急救术知多少?你知道下面这些问题的答案吗?
	1. 意外伤害紧急处理的原则是什么?
	2. 在何种情况下可对幼儿进行人工呼吸和胸外心脏按压急救?对幼儿使用时应注意什么问题?
问一问	同学们,请你将自己感兴趣的关于幼儿急救问题或案例记录下来,以便在课堂上讨论。

备注:请同学们课前预习本任务点的内容,并完成以上表格内任务。

学前儿童生性活泼好动、好奇，又年幼无知，缺乏安全意识，在托幼机构、家庭、社会上都有可能遇到某些意外伤害，有些意外伤害若处理不及时或处理不当，就会对学前儿童的身心造成伤害。因此，成年人必须掌握一些意外伤害紧急处理的技能，才能尽量减轻伤害并有助于医生的救治。

一、意外伤害紧急处理的原则

发生意外伤害事故在医生还未赶到现场时，需要进行紧急处理，其处理的原则是：挽救生命，防止残疾，减少痛苦。

（一）挽救生命

发生意外伤害事故后，首先要关注受伤学前儿童的呼吸、心跳是否正常。呼吸和心跳是最重要的生命体征。在常温下呼吸、心跳若完全停止4分钟以上生命就有危险；超过10分钟则很难起死回生。所以，当受伤学前儿童呼吸、心跳发生严重障碍时，必须立即采取人工呼吸和心脏按压相结合的急救措施，同时联系急救中心，抓住最初的几分钟时间，帮助受伤的学前儿童恢复呼吸、心跳，维持其血液循环。

（二）减少痛苦

各种烧伤、骨折会带来剧烈疼痛，甚至出现疼痛性休克。因此，在处理包扎、固定、搬运时，动作要轻柔，位置要适当，语言要温和，必要时可采用镇痛药。

（三）预防并发症

抢救时要尽量预防和减少并发症的出现，如伤口感染的问题，骨折时减少移动体位，防止韧带和血管的再损伤。处理不当，将带来终身不幸。如学前儿童发生严重摔伤，有可能造成腰椎骨折，施救时就不能用绳索、帆布等担架搬运患儿，也不能抱或背患儿，这样会损伤脊髓，造成其终身残疾。而这种不幸是完全可以通过采用恰当的急救措施避免的。如发生上述摔伤，一定要用门板之类的木板担架转运患儿。

二、重要急救术

（一）人工呼吸

用人工的方法，使伤者的胸廓有节律地扩大和缩小，以维持肺的通气功能。

口对口吹气法是近几年国内外学者一致推荐的一种操作简便而且气体交换量较大的人工呼吸方法，有起死回生之效。操作步骤如下：让伤者仰卧，解开衣领裤带、紧裹的内衣等，清理口鼻污物，颈下垫物使头后仰、口张开，以保持呼吸道的畅通；救护者深吸一口气，捏住伤者鼻孔，双唇密封包住其嘴向里吹气；吹完气后嘴离开，松开鼻孔，让病人把肺内的气"呼"出。再重复上述步骤。（成人16~20次/分，儿童18~24次/分，婴儿30~40次/分）

（二）胸外心脏按压

此法简便易行，效果可靠，常常和口对口人工呼吸相结合。其基本原理是：给不工作的心脏施加外力，按压它，使其收缩排出血液；压力解除，心脏处于舒张，使心室又充满了血液。

操作步骤如下：伤者仰卧于有硬度的平面上，头部与心脏在同一水平；救护者站（或屈膝跪坐）于伤者一侧，先将一手掌根部放置在胸骨下 1/3 处，再将另一手掌重叠上去；伸直手臂，借助身体的力量，垂直冲击性地下压，使胸骨下陷 3~4 厘米，压后立即放松，如此反复进行。（年长儿，两手重叠按压，每分钟 60 次左右；年幼儿，单手按压，每分钟 80 次；对婴儿及新生儿，用拇指按压，每分钟 120 次。）

口对口吹气和胸外心脏按压需同时进行时，按压与吹气比例：单人施救 15∶2；双人施救 5∶1。中间间隔 4~5 秒钟。

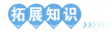

海姆立克急救法

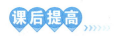

完成托幼机构安全急救思维导图

参 考 文 献

[1] 左明雪. 人体解剖生理学 [M]. 北京：高等教育出版社，2015.

[2] 王雁. 人体解剖生理学 [M]. 北京：北京师范大学出版社，2019.

[3] 麦少美. 学前卫生学（第二版）[M]. 上海：复旦大学出版社，2021.

[4] 万钫. 学前卫生学 [M]. 北京：北京师范大学出版社，2012.

[5] 代晓明. 学前儿童卫生学 [M]. 上海：复旦大学出版社，2020.

[6] 宣兴村. 学前儿童卫生与保健 [M]. 哈尔滨：东北师范大学出版社，2017.

[7] 唐林兰. 学前儿童卫生与保健（第三版）[M]. 北京：教育科学出版社，2021.

[8] 马洁. 学前儿童卫生与保育 [M]. 北京：北京师范大学出版社，2017.

[9] 李创斌. 学前儿童卫生与保育 [M]. 西安：陕西师范大学出版社，2018.

[10] 肖功年. 食品营养学 [M]. 北京：中国轻工业出版社，2021.

[11] 韩雪. 食品营养学 [M]. 北京：北京师范大学出版社，2020.

[12] 中华人民共和国卫生部. 托儿所幼儿园卫生保健工作规范 [Z]. 2012.

[13] 中华人民共和国人力资源和社会保障部. 国家职业技能标准（保育师）[Z]. 2021.

[14] 刘焱. 中国幼儿园教师班级保教工作质量评价量表 [M]. 北京：北京师范大学出版社，2019.

[15] 王卫平. 儿科学 [M]. 北京：人民卫生出版社，2018.

[16]《中华儿科杂志》编辑委员会，中华医学会儿科学分会儿童保健学组. 中国儿童体格生长评价建议 [J]. 中华儿科杂志，2015，53（12）：887-892.

[17] 宋彩虹. 幼儿生活活动保育 [M]. 上海：华东师范大学出版社，2019.

[18] 王萍. 学前儿童保育学 [M]. 北京：清华大学出版社，2015.

[19] 中国营养学会. 中国居民膳食指南 [M]. 北京：人民卫生出版社，2022.

[20] 中华人民共和国国家卫生健康委员会. WS/T 423—2022，7岁以下儿童生长标准 [Z]. 2023.

[21] 李兰娟. 传染病学（第九版）[M]. 北京：人民卫生出版社，2018.

[22] 李葆华. 传染病护理学 [M]. 北京：人民卫生出版社，2022.

[23] 中华人民共和国教育部. 幼儿园工作规程 [Z]. 北京：首都师范大学出版社，2020.

[24] 刘万伦. 学前儿童发展心理学（第二版）[M]. 上海：复旦大学出版社，2021.

[25] 罗秋英. 学前儿童心理学（第二版）[M]. 上海：复旦大学出版社，2021.

[26] 崔演. 儿科护理学（第七版）[M]. 北京：人民卫生出版社，2021.